がん研有明病院の

胃がん治療

に向きあう食事

公益財団法人がん研究会 有明病院

監　修 ● 比企直樹（消化器外科胃外科部長　栄養管理部部長）

食事指導 ● 中濱孝志（栄養管理部副部長　NST専門療法士）

● 望月宏美（栄養管理部栄養主任　NST専門療法士）

医療解説 ● 熊谷厚志（消化器外科胃外科副医長）

術前術後の不安を

解消します！

女子栄養大学出版部

はじめに

男性の2人に1人、女性の3人に1人が、がんに罹患《りかん》するといわれる時代に、がんと栄養は切っても切れない関係であるという認識が深まりつつあります。それに伴い、栄養をとると、がんが育つのではなく、栄養がないとがんと戦う免疫すらも失ってしまうという概念が当然と考えられています。

現代のがん治療において、手術療法、放射線療法に加えて、化学療法、分子標的治療の存在は大きくなっています。目に見える腫瘍だけをたたく前者と比較して、目に見えないが身体にひそんでいるがん細胞もターゲットとする化学療法、分子標的治療はがんの再発予防にも欠かせない存在なのです。

日本では胃がんが少なくなってきたとはいえ、死亡率では常に高位にある病気です。

胃がんの治療方法は手術療法が主流ではありますが、放射線療法に加えて、化学療法、分子標的治療を組み合わせた治療によりその手術成績が伸びつつあります。一方、胃は消化の第一ステップを担う場所であり、ここに腫瘍ができることは、すなわち食事摂取が低下して、栄養障害をきたすわけです。
したがって、これらの病態および治療による合併症や副作用に対する食事療法が重要です。胃がんの手術、化学療法、放射線療法にはそれぞれ、食事摂取にかかわる味覚、嚥下、つかえ感、胃痛を含めた複雑な症状が加わります。本書では、これらの症状に合わせた食事療法をきめ細やかに紹介します。

本書は、現代の胃がん治療に伴いＱＯＬの高い人生を歩むための食事療法を中心にていねいに推敲されています。胃がんと仲よく暮らすためのヒントの込められた本書をご活用ください。

２０１５年６月

公益財団法人がん研究会　有明病院
消化器外科胃外科部長　栄養管理部部長
比企直樹

がん研有明病院　栄養管理部について

がん研有明病院の栄養管理部では、がん患者さんが元気でいられるため、有効な治療を受けられるための栄養を考えつつ、おいしく、楽しい食を目指しています。

2013年からは、栄養サポートチーム（NST）※の管理栄養士が「栄養コンシェルジュ」としてそれぞれ担当病棟を持ち、ベッドサイドで入院患者さん一人一人の不安や苦痛を聞きとり、より食べやすく栄養価の高い食事ができるようくふうしています。

※患者さんの栄養療法を担う医療体制。チームのメンバーは、医師、歯科医師、看護師、管理栄養士、薬剤師、臨床検査技師、理学療法士、歯科衛生士などです。

がん研有明病院の

胃がん治療に向きあう食事

もくじ

胃がんの治療と食事

熊谷厚志／がん研有明病院　消化器外科胃外科副医長

胃は、私たちが食べ物から栄養をとるために重要な働きをしています。胃がんの治療はその胃に多かれ少なかれダメージを与えるため、食べる機能にも影響が出ます。どんな治療によってどんな影響が出るのか、あらかじめ知っておきましょう。心の準備は、体が新しい状況に対応する力を応援してくれます。

1 胃がんの治療を受ける前に

胃の手術を受けると、さまざまな後遺症が生じます

胃がんの治療の基本は、病変部を切除する外科手術です。手術を受けると、胃の一部、あるいはすべてが失われます。

胃は、食べ物を一時的にためて腸に送り出しながら、消化を促すさまざまな働きもしています。手術後には、こうした胃の機能が大きく低下するために、胃切除後障害と呼ばれるさまざまな後遺症が生じます。

どんな後遺症が起きるかは、胃のどの部分を切除したかによって違ってきます。

胃を切除する方法は、10～12ページに紹介したように、がんができた部位や深達度、悪性度、リンパ節転移の程度によって異なります。切除後は、食道あるいは残った胃と十二指腸や小腸などをつないで食べ物の通り道を再建します。切除方法に加え、再建術のいかんによっても後遺症の現れ方は異なります。

手術後に合併症が起こる可能性もあります

胃の機能低下によって生じる後遺症とは別に、手術そのものによって合併症が起こることがあります。全身麻酔や手術は体に負担をかけるため、完璧と思われる手術が行なわれても、縫合不全、膵液瘻、出血、腸閉塞、肺炎などの術後合併症の危険がゼロではないのです。

術後合併症を防ぐために、病院では手術後、呼吸法や早期離床などの予防法を指導しますが、患者さん自身が手術前から予防を心がけておくこともたいせつです。喫煙、栄養不良、肥満や糖尿病などの生活習慣病などが、術後合併症のリスクになるからです。

手術前におすすめしたい食事と生活習慣の改善

術後合併症の発症をできるだけ防ぐために手術前に心がけたいのは、リスクの軽減です。最もたいせつなのは禁煙、そして栄養のバランスがよい食事と規則正しい生活です。糖尿病などの生活習慣病があればなおのこと、少しでも改善しておきましょう。

リスクがない場合も、体力を落とさないよう、栄養の補給に努めましょう。手術後は後遺症のため思うように食事がとれず、体重が減ってしまうかたが多いです。そうなると術後の回復に時間がかかり、合併症の治癒も遅れてしまいます。

食事や生活の改善は、少しでも早くからスタートするのが理想です。1週間でも2週間でも、体はかならず応えてくれるはずです。

Column 治療前に心がけたい食事と生活改善

①禁煙しましょう

たばこは肺の慢性的な炎症を招くため、肺炎、無気肺などの術後肺合併症を起こす大きなリスクになります。高齢であることもリスクになるので、高齢の喫煙者はいっそう注意が必要です。

②血糖値をコントロールしましょう

血糖値が高いと、術後の縫合不全、感染症のリスクが高くなります。

③手術に備えて体力を保ちましょう

栄養のバランスのよい食事を心がけ、規則正しい生活を送って栄養の代謝を促しましょう。術後合併症を防ぐために、良質なたんぱく質やn－3系脂肪酸の豊富な食材を積極的にとることもおすすめします（20～21ページ参照）。

④歯科を受診しましょう

手術後は胃の消化力が低下するので、よくかんで食べることが必須条件です。虫歯はもちろん、歯周病も治療しておきましょう。歯周病菌は肺炎の原因になります。

2 胃の構造と働き

胃は、食べ物の出入りを調整し、消化を促す臓器です

胃は食道と十二指腸の間に位置する筒状の臓器です。全長7mの消化管のうち、ほんの20〜30㎝しかない臓器ですが、消化の第一関門としての重責を担っています。

胃の大きな働きは、食べ物を一時的に蓄えることです。食道からの入り口「噴門」はふだんは閉じて食べ物や胃液の逆流を防ぎ、食べ物が近づくと開きます。一方、出口の「幽門」は、幽門括約筋によって開閉し、ためた食べ物を少しずつ十二指腸に送り出します。

栄養素の消化吸収は、実際には小腸が主役ですが、胃はその働きを助けるさまざまな作用を行なっています。

まず、胃壁は斜走筋、輪走筋、縦走筋の3層構造で柔軟性に富み、蠕動運動によって食べ物を撹拌し、粥状にします。

胃壁の粘膜からは胃酸が分泌され、強い酸で食べ物を酸化して消化を助け、殺菌して腐敗を防ぎます。ビタミンCと協力して鉄を吸収されやすい形に変える働きもあります。

粘膜からは、胃酸の作用でたんぱく質の消化酵素ペプシンに変わるペプシノーゲン、脂肪の消化酵素リパーゼ、小腸で葉酸やビタミンB_{12}の吸収を促す内因子も分泌されます。また、空腹時に食欲を刺激するグレリンというホルモン様物質も分泌されていることも近年わかってきました（15㌻）。

切除後の新しい状況に体が慣れるには時間が必要です

こうした胃の蠕動運動や胃酸・粘液の分泌は自律神経の一つ、迷走神経を介して脳の中枢神経につながっており、心身のコンディションも反映した連携プレーにより、巧みにコントロールされています。

胃の切除術を受けると迷走神経も切除されるた

め、そうした連係プレーにほころびが生じます。その結果、さまざまな後遺症が起きてきます。とくに、胃の助けがないまま食べ物を消化吸収しなければならない腸への負担が増えます。

ただ、体には適応力が備わっています。腸は第二の脳と呼ばれるほど賢い臓器です。術後3か月、半年、1年と、時間とともに、腸とともに残った胃も新しい状況に慣れて、賢くふるまうようになります。その変化をぜひ、じょうずに応援してあげましょう。

図1　胃の構造と名称

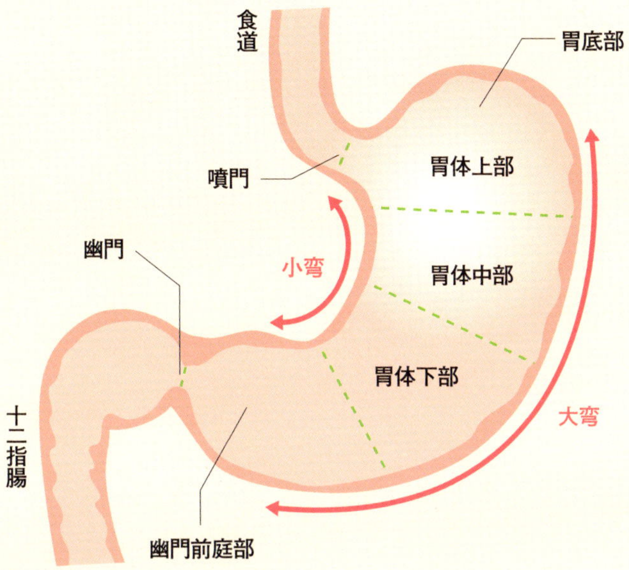

図2　胃壁の構造と名称

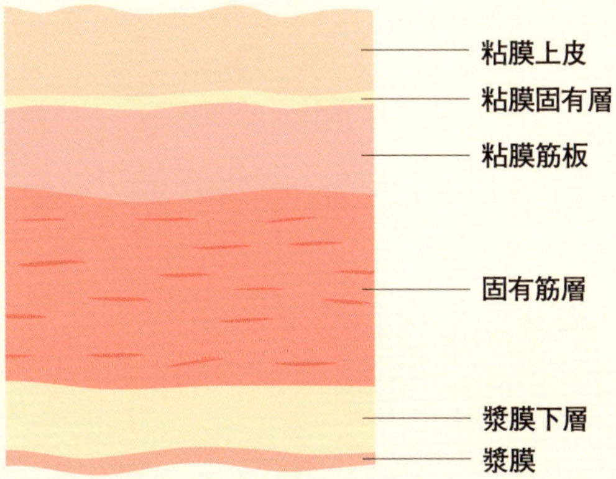

3 切除手術を受けたあとの変化と食事

❶ 内視鏡的治療

……胃の機能はほぼ温存されます

がんが胃の粘膜層にとどまっている2㎝以下の分化型がんで潰瘍のない早期胃がんでは、病変だけを切除する局所切除術が適応できます。手術ではなく、内視鏡治療で行なわれるため、体の負担は非常に軽くてすみます。

術後も胃の機能はほぼ温存され、後遺症もほとんどありません。術後数日間は軽い痛みや違和感がありますが、徐々に軽減します。ただ、術後は穿孔や出血などの合併症に注意が必要です。

図3
内視鏡的粘膜下層剥離術

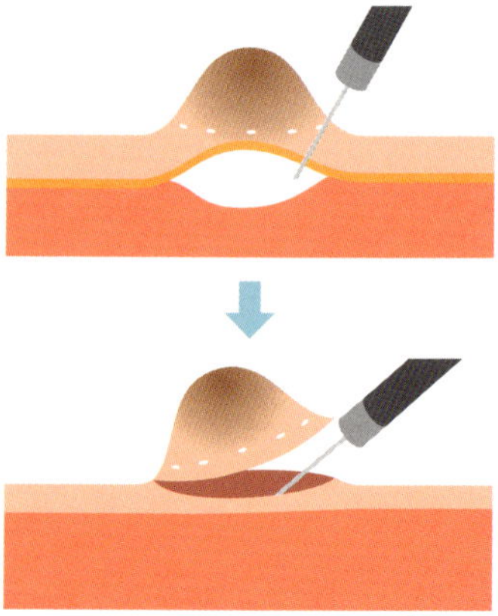

切除箇所を全周性にマークをし、粘膜下層に生理食塩水などを注入し、病変を浮かせてから特殊な電気メスで切除します。

❷ 幽門保存胃切除術

……後遺症の心配はあまりありません

胃の入り口も出口も残るので、逆流の心配は少なく、食べ物をためておく機能は比較的保たれます。ただ、術後しばらくは、吻合部分がむくんだり、胃の蠕動運動が不充分なため、残った胃に食物がたまって排出されにくくなり、膨満感が起きたり、胃が拡張することがあります。しかし、多くは時間がたてば改善します。

図4　幽門保存胃切除術と再建術

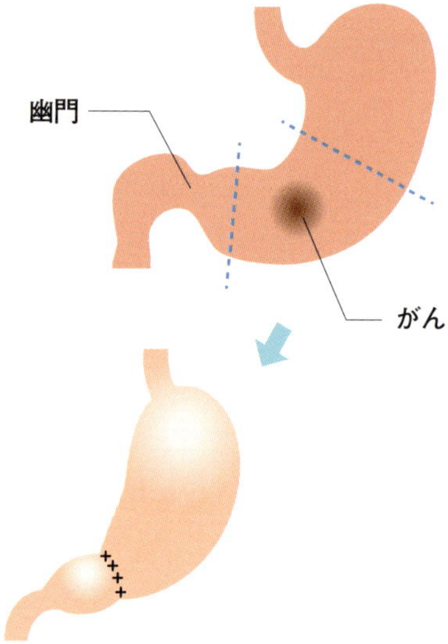

❸ 噴門側胃切除術

……逆流性食道炎が起こりやすくなります

幽門が残るので、十二指腸へ食べ物を送り出す機能は残りますが、逆流を防ぐ噴門は失われます。食道と残った胃を吻合した場合、逆流防止の手技を追加しますが、胃食道逆流症による胸やけなどの症状が起こりやすくなります。

術後すぐは食道と胃の吻合部がむくんだり動きが悪くなるため、つかえ感が起きることがあります。

図５　噴門側胃切除術と再建術

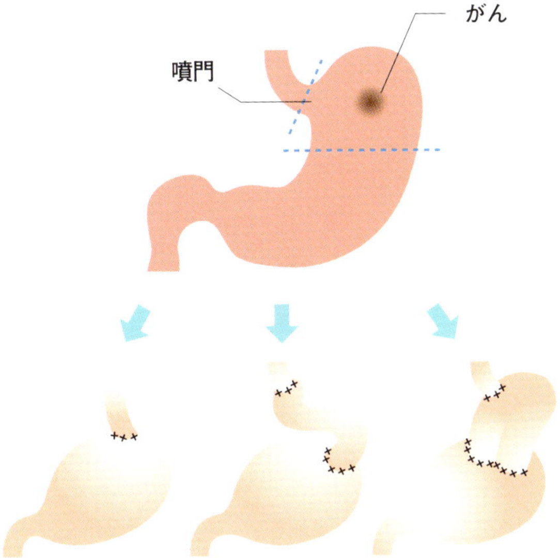

※がん研有明病院では、食道残胃吻合で上川法を用いて人工的な弁を作成し、逆流防止に努めています。

❹ 幽門側胃切除術

……ダンピング症候群が起こりやすくなります

十二指腸への出口、幽門が失われるため、食べ物が充分に消化されないまま小腸に一度に流れ込み、ダンピング症候群（13㌻参照）と呼ばれる一連の症状が起こりやすくなります。

一方で、十二指腸や小腸への食べ物の排出が遅れて胃に停滞して、もたれ感、胃の拡張などの症状も現れやすくなります。

図６　幽門側胃切除術と再建術

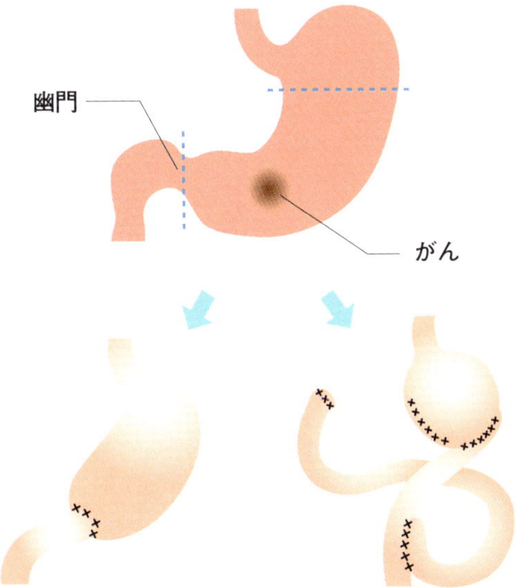

❺ 胃全摘術

……ダンピング症候群、胃食道逆流症、栄養障害なども起こります

胃を全摘したあとは、食道と小腸（空腸）をつなげて食べ物の通り道をつくりますが、胃の機能はすべて失われます。ダンピング症候群が起こるほか、十二指腸に流れ込む胆汁や膵液が食道に逆流して胸やけが起きやすく、脂肪の吸収障害による下痢、ビタミンB_{12}吸収障害による貧血なども起こります。

図７　胃全摘術と再建術

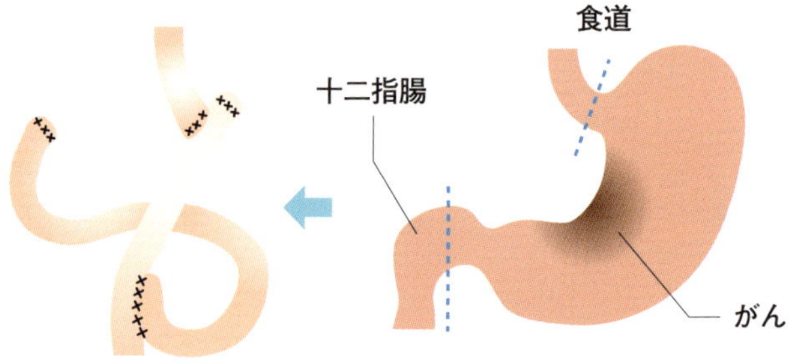

> **Column　腹腔鏡手術を受けた場合**
>
> 腹腔鏡手術で切除した場合も、術後に起こる後遺症はほぼ同じです。ただし、手術による創が小さいため、腸閉塞、創感染などの合併症のリスクは低くなります。

4 術後に起こる症状と対策

胸やけ

原因と症状：噴門側胃切除術後は胃酸が食道に逆流して、食道の粘膜を刺激するために胃食道逆流症（逆流性食道炎）が起こり、胸やけや呑酸（胃酸が逆流して酸っぱいものが込み上げる症状）、のどの痛みなどが起こります。

胃全摘術を受けた場合は、食道に胆汁や膵液が逆流するため、やはり胸やけ、苦い汁の逆流、吐き気などが起こりやすくなります。

対策：常温の水をゆっくり飲みましょう。脂の多い食品や料理は胃からの排出が遅いので、注意して少しずつ食べるようにします。食後1～2時間は上半身を起こして横にならないようにします。

つかえ感

原因と症状：食道と胃または空腸との吻合部にむくみが生じたり動きが悪くなるため、食べ物がみぞおちの上あたりにたまって、つかえ感が起きます。噴門側胃切除術や胃全摘術後に生じますが、術後数週間で軽減します。

対策：むくみ部分を通過しやすい流動食ややわらかいものを、少しずつゆっくり食べるようにしましょう。

ダンピング症候群

原因：幽門側胃切除術や胃全摘術によって起こりやすい全身症状です。まず、食後30分前後に、浸透圧の高い食べ物が一度に小腸に流れ込むために、一時的に貧血のような状態になり、早期ダンピング症候群が起こります。続いて食後2～3時間後には晩期ダンピング症候群が起こります。これは一時的に高血糖になってインスリンが過剰分泌され、その結果、低血糖になるためです。

症状

●**早期ダンピング症候群**

冷や汗、めまい、だるさ、しびれ、腹痛や下痢、吐き気、嘔吐、腹部膨満感など。

●**晩期ダンピング症候群**

頭痛、だるさ、発汗、めまい、脈や呼吸が速くなるなど。

対策：炭水化物に偏らないよう、たんぱく質食品のおかずを添えましょう。もっともたいせつなのは、1日5～6回に分けて少しずつゆっくり食べることです。晩期ダンピング症候群が起きたときは、あめなどで血糖値を上げると軽くなります。

もたれ感

原因と症状：切除後の小さくなった胃に食べ物がたまって排出されにくくなるため、胃が拡張して膨満感や悪心などの症状が起きます。幽門保存胃切除術や幽門側胃切除術でしばしば起きますが、時間とともに軽くなります。

対策：もたれ感のあるときは、脂肪を控え、消化のよい流動食を中心に、少しずつゆっくり食べるようにします。

下痢

原因と症状：胃の切除後、人によっては術後すぐから見られます。手術により消化管運動が低下したところに、未消化の食べ物が小腸に一度に流れ込み、脂肪の吸収低下も起こるため、下痢便になります。

対策：脂肪や食物繊維を控えた消化のよい食事を、少しずつとりましょう。胃切除後は、やわらかい便のほうが腸閉塞になりにくく安心ですが、水様便が続くようなら受診しましょう。

便秘

原因と症状：術後はどうしても食事量が少なくなり、とくに食物繊維の摂取量が減るために起こります。胃の蠕動運動を腸へ伝える迷走神経の切断も原因となります。

対策：水分を充分にとり、食物繊維の中でも腸閉塞を招きにくい水溶性食物繊維の多い食品を適量、よくかんで食べましょう。そして適度に運動することもたいせつです。

貧血

原因と症状：胃の切除や全摘により、鉄やビタミンB_{12}の吸収が不足すると、鉄欠乏性貧血や巨赤芽球性貧血が起こりやすくなります。動悸やめまい、息切れなど、症状が出るのは術後2〜3か月後からです。

対策：貧血の予防と改善には、鉄やビタミンB_{12}を含む食品を積極的にとりましょう。胃全摘した場合は、鉄剤の投与やビタミンB_{12}の注射が推奨されています。

乳糖不耐症

原因と症状：牛乳を飲むと腸が動いてゴロゴロ鳴り、下痢や腹痛を伴うこともあります。胃の切除による胃酸の分泌量の減少により、小腸で乳糖を分解する酵素の活性が低下することがおもな原因だと考えられています。

対策：乳糖不耐症の人向けに加工された牛乳を温めて飲んだり、ほかの食品でカルシウムを補いましょう。また、症状が重くなければヨーグルトやチーズなど加工した乳製品は、症状が起こりにくいです。

骨粗しょう症

原因と症状：胃酸の減少によりカルシウムの吸収が悪くなり、脂肪の吸収障害によって脂溶性のビタミンDの吸収も低下してカルシウムの骨への沈着が悪くなるためです。ただ、実際に骨密度が低下して骨粗しょう症になるのは、術後、数年たってからです。

対策：閉経後の女性はとくに骨密度が低下しやすいので、定期的に骨密度検診を受け、カルシウムとビタミンDをとりましょう。リスクが高い場合は薬物治療も行なわれます。

胃がんの治療で注目されています

手術後の食欲不振は、食欲増進ホルモン「グレリン」の分泌低下が一因です。

胃がんの切除手術を受けると、食欲が低下して、体重減少や栄養障害が起こることが少なくありません。こうした症状に、グレリンというホルモンが関わっていることが明らかになってきました。

グレリンは、1999年に日本で発見されたホルモンです。その90％が胃の粘膜細胞で作られ、成長ホルモンの分泌促進や消化管機能の調整、抗炎症作用など、さまざまな働きが見つかっています。

グレリンのもっとも注目される働きが食欲増進作用です。空腹になると分泌されて脳の視床下部にある食欲中枢を刺激するため、食欲が増すのです。食欲に促されて食事をすると、胃の中に食べ物が入った刺激で速やかに分泌量が減少し、食欲が抑えられます。

胃を切除するとグレリン産生細胞が減るため、分泌量が減ります。胃全摘術では80～90％、幽門側胃切除術では約50％、分泌量が減るとされています。こうしたグレリンの分泌低下が胃切除後の食欲低下を招き、体重減少や栄養障害の要因のひとつとなっているわけです。

現在、グレリン製剤が開発されて上部消化管切除術後の患者さんを対象に臨床試験が行なわれており、術後の食欲不振に対する治療薬として期待されています。

大阪大学大学院医学系研究科
外科学講座消化器外科学
古川陽菜

5 化学療法による症状と対策

症状とじょうずに付き合って治療を続ける力を養いましょう

リンパ節に転移があるような進行がんでは再発を防ぐために、また、ほかの臓器に転移して手術ができない症例ではがんの進行を抑えるために、抗がん剤による化学療法を行ないます。

　抗がん剤の細胞毒性は全身の細胞に作用するため、正常な細胞も障害されて副作用が生じます。どんな症状が現われるかは薬によって異なりますが、とくにしっかり対応したいのは、食事に影響する症状です。

　再発予防を目的とした抗がん剤治療は、休薬期間をはさんで1年近く続きます。その間、食事がきちんととれないと、治療を続けることができません。治療効果を得るには、症状とじょうずにつき合って、できるだけ食事から栄養をとり、体力を維持することがたいせつです。

　胃がんの抗がん剤治療で現われやすい副作用は以下の４つです。それぞれの対策を簡単に紹介します。幸い、もっともつらいとされる吐き気、嘔吐は制吐剤でほぼ抑えることができます。ほかの症状も食事をくふうして乗り切りましょう。

　本書の28㌻からは、口内炎、味覚障害、食欲不振に適した料理にマークを表示して、56～57㌻では、症状ごとの料理の選び方を栄養士からアドバイスします。あわせて参考にしてください。

吐き気・嘔吐

原因：脳の嘔吐中枢が刺激されることで、吐き気や嘔吐が生じます。

対策：抗がん剤の種類に合う制吐剤が開発されており、ほぼ抑えることができます。

口内炎

原因：抗がん剤によって口の中の粘膜細胞が傷害され、口の中で細菌が増殖して感染症を起こすことも原因になります。

対策：口内環境をよい状態に保つために、口腔ケアで予防しましょう。また、粘膜細胞の新陳代謝に必要な亜鉛を多く含む食品も積極的にとります。そして、症状が出たら、口当たりなめらかでのどごしのよい食事にします。

味覚障害

原因：舌の味蕾細胞が傷害されたり、味覚中枢がダメージを受けることから、味が変わったり、感じにくくなったりすることがあります。
対策：味蕾細胞の代謝に必要な亜鉛を積極的にとりましょう。不快に感じる味つけは避けます。味を感じにくい場合は、濃いめの味や香辛料などでアクセントをつけます。

食欲不振

原因：食欲不振は、化学療法により、脳の食欲中枢への刺激が低下することに加え、手術による後遺症が影響することがあります。胃の穹窿《きゅうりゅう》部を切除する胃全摘や噴門側胃切除術後は、食欲増進ホルモンのグレリンの分泌が低下するため、食欲が低下しやすいからです。

食べられないストレス、病気についての不安、食欲が出ない焦りなど、精神的なストレスも影響するので、無理をしないこともたいせつです。
対策：食べられるものを食べられるだけ食べましょう。無理強いは禁物です。食事以外の楽しみを見つけて、気分転換することもおすすめです。

Column 化学療法、放射線治療を受けるさいの参考に

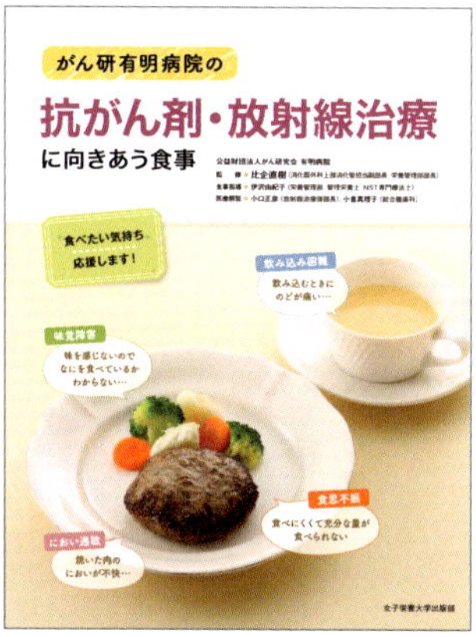

『がん研有明病院の 抗がん剤・放射線治療に 向きあう食事』

抗がん剤治療や放射線による症状で食べられないときに、どんな料理なら食べやすくなるか、食材選びや調理のくふうをくわしく紹介した本です。

料理ページの見方

●栄養士からのアドバイス

食材の選び方や調理法、食べ方など、栄養士からのアドバイスです。この時期に食べてもらいたいもの、気を付けてほしいものなど、やさしくていねいにお答えします。

●症状マーク

手術の後遺症による症状、化学療法の副作用による症状があるときにおすすめの料理を示しています。※症状の説明は12～17ページをご覧下さい。

●計量器具

本書で使用している計量器具は、1カップ＝200mℓ、大さじ1＝15mℓ、小さじ1＝5mℓ、ミニスプーン1＝1mℓです。いずれも、女子栄養大学代理部（TEL 03-3949-9371）で販売しています。本書のカバーうらに掲載の「標準計量カップスプーンによる重量一覧」とあわせてお使いください。なお、ミニスプーン¼よりも少ない量は、「少量」としています。

※本書の料理で使用した塩は、小さじ1＝5gのものです。

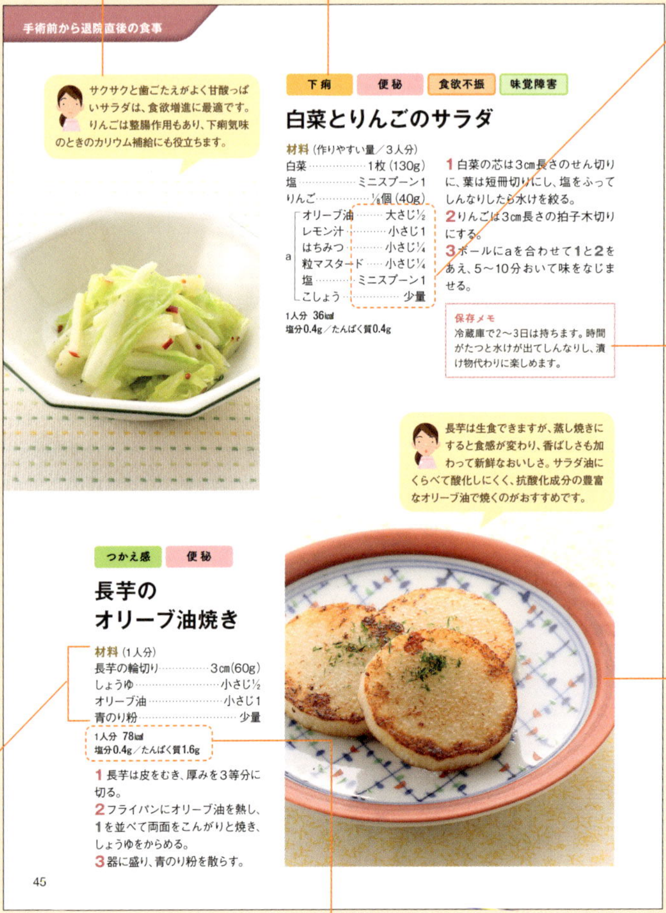

手術前から退院直後の食事

サクサクと歯ごたえがよく甘酸っぱいサラダは、食欲増進に最適です。りんごは整腸作用もあり、下痢気味のときのカリウム補給にも役立ちます。

下痢　便秘　食欲不振　味覚障害

白菜とりんごのサラダ

材料（作りやすい量／3人分）
白菜……1枚（130g）
塩……ミニスプーン1
りんご……⅛個（40g）
a
オリーブ油……大さじ½
レモン汁……小さじ1
はちみつ……小さじ¼
粒マスタード……小さじ¼
塩……ミニスプーン1
こしょう……少量

1人分 36㎉
塩分0.4g／たんぱく質0.4g

1 白菜の芯は3㎝長さのせん切りに、葉は短冊切りにし、塩をふってしんなりしたら水けを絞る。
2 りんごは3㎝長さの拍子木切りにする。
3 ボールにaを合わせて1と2をあえ、5～10分おいて味をなじませる。

保存メモ
冷蔵庫で2～3日は持ちます。時間がたつと水けが出てしんなりし、漬け物代わりに楽しめます。

長芋は生食できますが、蒸し焼きにすると食感が変わり、香ばしさも加わって新鮮なおいしさ。サラダ油にくらべて酸化しにくく、抗酸化成分の豊富なオリーブ油で焼くのがおすすめです。

つかえ感　便秘

長芋のオリーブ油焼き

材料（1人分）
長芋の輪切り……3㎝（60g）
しょうゆ……小さじ½
オリーブ油……小さじ1
青のり粉……少量

1人分 78㎉
塩分0.4g／たんぱく質1.6g

1 長芋は皮をむき、厚みを3等分に切る。
2 フライパンにオリーブ油を熱し、1を並べて両面をこんがりと焼き、しょうゆをからめる。
3 器に盛り、青のり粉を散らす。

45

●保存メモ

作りおき可能な料理の保存法、保存期間の目安です。

●調理メモ

代用できる材料や調理のさいの注意点など、知っておくと役立つことをまとめました。

●でき上がりの料理写真

材料の切り方、盛りつけの具合など、調理のさいに参考に。

●材料表

基本的に1人分の量で紹介していますが、1人分では作りにくいものは「作りやすい量」で紹介しています。各材料の分量はいずれも、食べられない皮や骨、種などを除いた正味重量です。

●栄養価

1人分あたりの栄養成分値です。エネルギーと塩分のほか、たんぱく質の量も表示しました。124～133ページに掲載の詳細な栄養成分値一覧も参考にしてください。

電子レンジの加熱時間は、600Wのものを使用した場合です。ほかのW数のレンジを使う場合は、適宜加減してください。

手術前から退院直後の食事

手術によって生まれ変わった胃腸と、じょうずにつきあいましょう。そのために必要なプロセスとメニューを紹介します。まず、20 〜 27㌻に紹介した、手術前から入院中、退院後の食事アドバイスに目を通しましょう。メニューは栄養士からのアドバイスと症状マークを参考に選んでください。

食事指導◎中濱孝志（がん研有明病院　栄養管理部副部長）
望月宏美（がん研有明病院　栄養管理部栄養主任）

入院前の食事アドバイス

手術後の栄養障害を防ぎ、合併症を予防するため、栄養状態が低下しているかたは栄養改善を、糖尿病のかたは血糖コントロールを行ない手術に臨みましょう。

エネルギー、たんぱく質をしっかりとりましょう

術後の治癒力は栄養状態によって大きく左右されます。とくに肉や魚、卵、豆腐に含まれるたんぱく質は、体の材料としても、病気と闘う免疫細胞の材料としても欠かせません。

しかし、糖質や脂質が不足していると、せっかくとったたんぱく質もエネルギー源になってしまいます。そのため、主菜、副菜、主食を揃えてバランスよくエネルギーをとることがたいせつです。

糖尿病のかたは血糖コントロールを行ないましょう

血糖値が高いと、縫合不全や感染などの合併症の発生率が高くなります。医師に指示されたエネルギーを守り、血糖コントロールを行ないましょう。

n-3系脂肪酸をとりましょう

青背魚に多く含まれるEPAなどのn-3系脂肪酸は、術前にとり入れることにより免疫力が高まり、術後の感染症予防に繋がることが知られています。

手術前も手術後も無理のない範囲でとり入れてみてください。なお、EPAやDHAはサプリメントが市販されていますが、食事でとるようにしてください。サプリメントによって過剰摂取になると、血液成分に異常が出るなど、手術に影響が出ることもあります。

Column 栄養状態を良好に保つには

①栄養状態を表す指標

体の栄養状態を表す採血の指標としてアルブミン（Alb）、プレアルブミンがあります。アルブミンは2～3週間、プレアルブミンは2日間の栄養状態を反映します。プレアルブミンが低いと術後の合併症の発生率が増加するという報告があるため、この数値を参考に栄養状態を良好に保ち、手術に臨みましょう。

●必要なエネルギー量

体重※ × 30～35kcal

例 体重60kg の場合 ＝ 1800～2100kcal

※ 体重が多いかたは標準体重で計算
標準体重 ＝ 身長（m）×身長（m）× 22

②食べられないときの栄養補給

手術の前後に、食事が充分にとれない場合には、医師の指示によって栄養補助食品や経腸栄養剤を利用します。食べることがむずかしい場合は、管を鼻から入れたり、胃や腸に入れて栄養剤を投与する経管栄養を行なって補います。

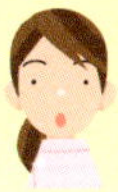

牛肉はたんぱく質を構成するアミノ酸のなかで、免疫機能の高いアルギニンが豊富。夏野菜は、抗酸化作用で炎症の抑制効果が期待できるビタミンやポリフェノールの宝庫です。ポン酢のさっぱり味と大根の消化酵素が食欲を後押ししてくれます。

牛肉と夏野菜の焼きしゃぶ おろしポン酢添え

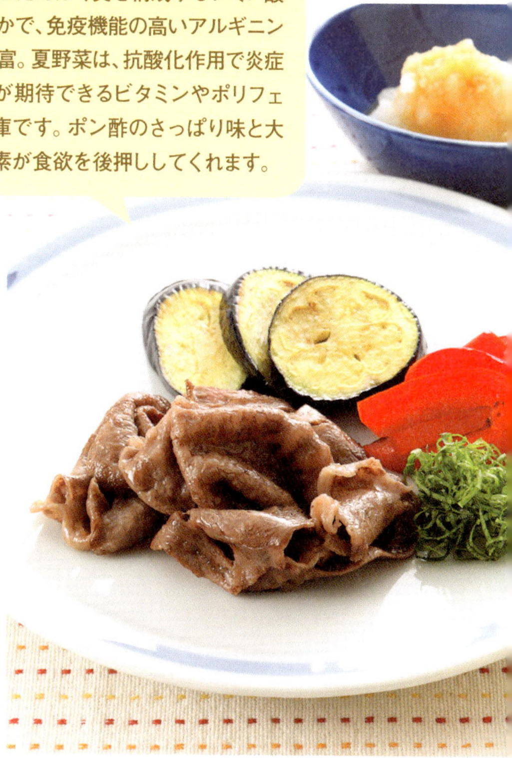

材料（1人分）

牛ロースしゃぶしゃぶ用
　薄切り肉……60g
なす……½本（40g）
赤パプリカ……⅛個（20g）
ごま油……小さじ½
サラダ油……小さじ¼
青じそ（せん切り）……2枚分
a［おろし大根……大さじ2
　 ポン酢じょうゆ（市販品）……大さじ1

1人分 253kcal
塩分1.6g／たんぱく質11.4g

1 なすは1cm幅の輪切りにし、パプリカは5mm幅に切り、ごま油をからめる。
2 フッ素樹脂加工のフライパンに油を熱し、なすを並べて両面を焼く。あいたところにパプリカを置いて火が通るまでいため、器にとる。
3 フライパンをきれいにして牛肉を入れ、両面をさっと焼き、**2**の器に盛る。
4 青じそのせん切りを薬味に、aを添えて食べる。

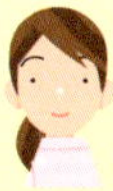

サバはEPAの宝庫。ただ、EPAは酸化されやすいので、鮮度のよいものを選ぶこともたいせつです。抗酸化作用を持つリコピン豊富なトマト、ビタミンC豊富なじゃが芋といっしょに食べるとより効果的です。

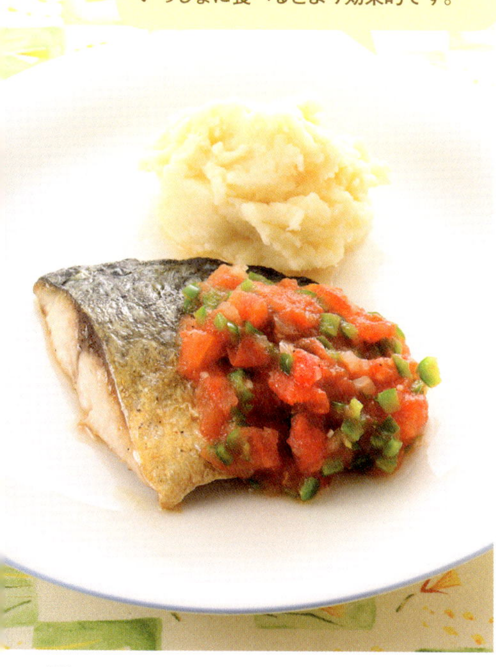

サバのソテー フレッシュトマトソース

材料（1人分）

サバ……1切れ（70g）
塩……少量
こしょう……少量
オリーブ油……小さじ½
フレッシュトマトソース
［トマト（皮むき・1cm角）……50g
　玉ねぎ（みじん切り）小さじ1
　ピーマン（みじん切り）……½個分
　にんにく（みじん切り）……少量
　オリーブ油……小さじ1
　塩……ミニスプーン½強
　こしょう……少量
マッシュポテト
［じゃが芋……小1個（70g）
　a［牛乳……大さじ1
　　 粉チーズ……小さじ½
　　 塩……少量
　　 こしょう……少量

1人分 281kcal
塩分1.3g／たんぱく質17.0g

1 サバは、塩、こしょうをして10分おき、水けをふく。
2 フライパンにオリーブ油小さじ½を熱し、サバを皮目から入れて両面を焼き、器にとり出す。
3 ソースを作る。**2**のフライパンをふき、にんにくとオリーブ油小さじ1を入れて火にかけ、香りが立ったら玉ねぎを加えていため、トマトとピーマンを加えて水分を飛ばしながら煮詰め、塩とこしょうで味を調える。
4 じゃが芋は水洗いして皮つきのままラップに包み、電子レンジで2分〜2分30秒加熱する。皮をむいてフォークやマッシャーでつぶし、aを加えて味を調える。
5 サバに**3**のトマトソースをかけ、**4**を添える。

入院中の食事と生活アドバイス

胃がんに限らず、最近は手術の前後の絶水・絶食期間を短くし、食事をできるだけとって回復力を強化しようというERAS（術後回復力強化プログラム）が普及しています。ERASを行なうことで体力の回復が早くなれば早期離床が可能になります。

●手術前日から退院までの食事の流れ　（がん研有明病院の胃がん手術の例）

手術前日	朝・昼食は五分がゆ　夕食は流動食
手術当日	絶水・絶食
手術翌日（術後1日目）	水1日300mℓ
術後2日目	3食とも果物ジュース
術後3日目	3食ともソフト食（ミキサー食をゲル化剤でかためたもの）½量
術後4日目	分割食＝3食は五分がゆ食½量＋午前10時と午後3時の間食
術後5日目	分割食＝3食は全がゆ食½量＋午前10時と午後3時の間食
術後6日目以降	各自の状態に合わせて内容や量を微調整する
術後8日目	回復状態（食事がとれて熱がないこと）であれば退院

手術前の食事は病状によって異なります

必要な検査が外来で終わっていれば、入院は通常、手術の1〜2日前です。手術前々日までの食事は、症状がなければ普通食、胃の狭窄などの症状があれば医師の指示により、流動食や栄養食品になります。狭窄が強く、嘔吐や排出遅延がある場合は鼻から管を挿入し、経腸栄養剤を投与することもあります。

早期の栄養摂取は早期離床のエネルギー源

ERASは、早期に栄養を摂取することで、早期の離床を実現し、術後の回復を早めるプログラムです。

ただ、手術後の食事の進め方は、施設によっても、患者さん一人一人の状態によっても異なります。開腹手術か腹腔鏡手術かによっても大きく違います。

あなた自身の病状ではどうなのか、手術前のオリエンテーションで確認しておきましょう。

腹式呼吸

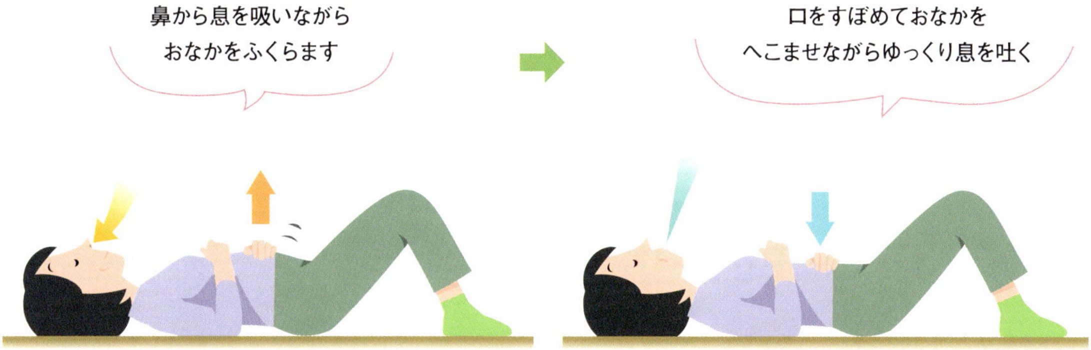
鼻から息を吸いながら
おなかをふくらます
口をすぼめておなかを
へこませながらゆっくり息を吐く

座位・早期離床のメリット

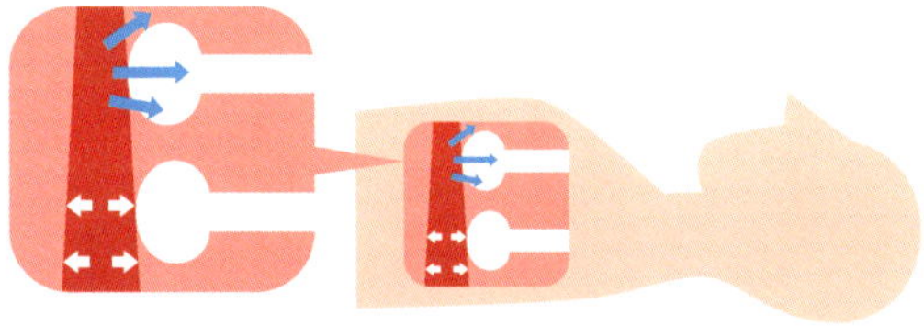

寝ているときの肺の状態

血行が悪くなり、静脈に血栓ができて肺につまる肺塞栓、血圧が高くなって肺胞がつぶれる無気肺、血液中の水分が肺胞にたまる肺水腫、痰が肺にたまる肺炎のリスクが高まる。

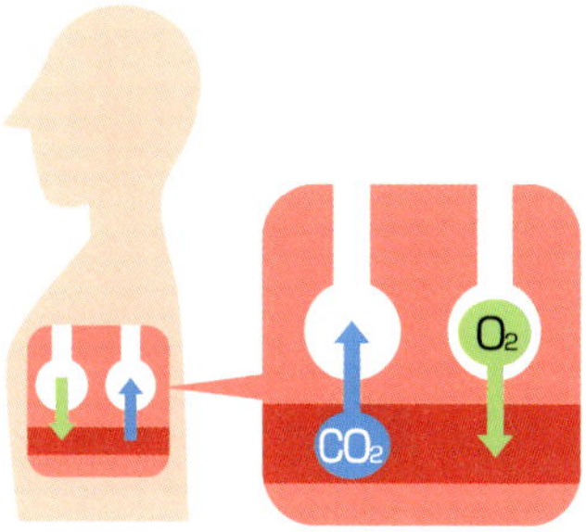
O2
CO2

座位または立位の肺の状態

血行がよくなるので、酸素と二酸化炭素の交換がスムーズに行なわれる。

術後合併症を防ぐ早期離床&リハビリ

術後の回復を促すうえで食事とともに欠かせないのが、早期離床とリハビリです。これらはとくに、術後の合併症（7ページ参照）のうち、術後肺合併症、術後縫合不全、腸閉塞を予防するうえで効果的です。

まず、手術前から腹式呼吸と痰の出し方を練習します。手術当日も行なうように心がけます。がん研有明病院では、呼吸療法器具を使って訓練しています。

手術翌日には朝から体を起こして座る時間を長くします。医師の許可が出たら、立ち上がって病室の中、さらに廊下などを歩きます。

手術後は熱があったり、痛みやだるさがあったりしますが、体を起こして座る時間を増やし、気分のよいときを選んで歩くようにします。全身の血行がよくなって術後肺合併症のリスクが低下するとともに、筋力の低下も防ぐことができます。

退院後の食事アドバイス

胃はミキサーのように食べ物の大きさを細かくし、腸に少しずつ送る働きをしています。手術後はこれまでの胃の働きを口で補いましょう。また、術後は食欲が無くなることが多いため、まずは食べたいものを口にし、おいしく食べることからはじめましょう。

食べ方のポイント

❶「食べ物を細かくする働き」が低下します

⇒よくかんで細かくしましょう

いままではあまりかまずに飲み込んでも、胃ががんばって食べ物を2㎜くらいに細かくしていました。これからは飲み込む瞬間の食べ物が腸に直接入ってもよさそうな状態までかみましょう。また、唾液にはでんぷんの消化酵素のアミラーゼが含まれており、よくかんだほうが食べ物は消化しやすくなります。

❷「腸に少しずつ食べ物を送り出す力」が低下します

⇒少量ずつ30分以上時間をかけて食べましょう

早く食べすぎると、急に腸に食べ物が入り、ダンピング症候群が起きやすくなります。また、一度にたくさん食べると、つなぎ目に食べ物が停留するつかえ感や、もたれ感も起こりやすくなります。

❸「食べ物をためる貯留力」が低下します

⇒1日5～6回食に

手術後の胃はガソリン（食事）を入れるタンクが小さくなるため、こまめに給油をしてください。いままでの食事量を5～6回に分けてとりましょう。回数はライフスタイルに合わせて変更してもかまいません。最初はどのくらい食べたらいいかわからないと思いますが、徐々に適量の目安がつかめて食事量は増えていきます。体重が減らなくなったら3回食にもどしてもかまいません。

❹「逆流を防ぐ防止力」が低下します

⇒食後30分は寝ないようにしましょう

胃酸や胆汁、膵液の逆流を防ぐためには、食後30分は寝ないように、上体を起こして安静にしましょう。また、睡眠3時間前には食事を終わらせましょう。

Column 食べたいものをおいしく食べることがいちばんたいせつ

術後は胃から分泌される食欲刺激ホルモン「グレリン」（15ページ）の分泌が低下するため、一時的に食欲が落ちることが多いようです。ただ、時間が経てば少しずつ回復します。

食欲がないときは、神経質にならずに、食べたいものを少量ずつ口にしてみましょう。胃を手術したからといって、特別な食事を用意する必要はありません。家族や同僚と同じ食事の中から、自分の体調に合わせてとり分けて食べてみましょう。

塩分については、この時期は食事量が少ないため、あえて減塩にする必要はありません。おいしいと思う、ふつうの味つけで食べましょう。

注意したい食品

ひと口も食べてはいけないというものはありませんが、おなかがはるなどの症状があるときの、食べる量に注意したいものをまとめました。

食物繊維の多いもの

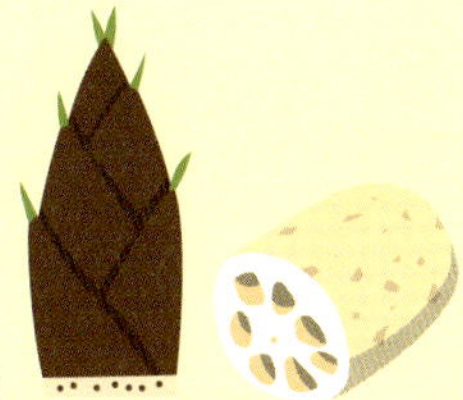

根菜類
（ごぼう、竹の子、れんこん）

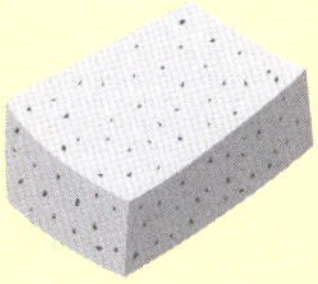

こんにゃく

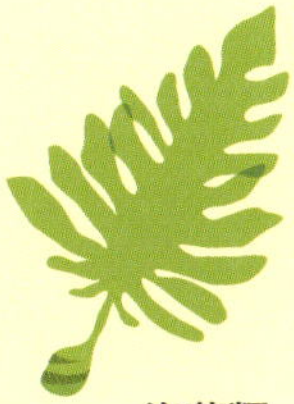

海藻類

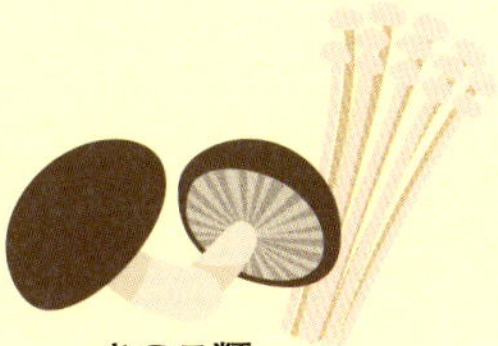

きのこ類

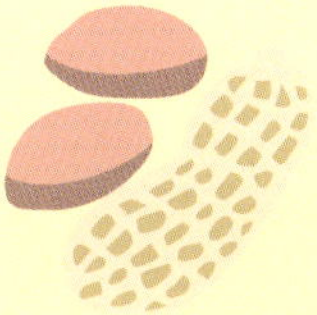

種実類
（ナッツなど）

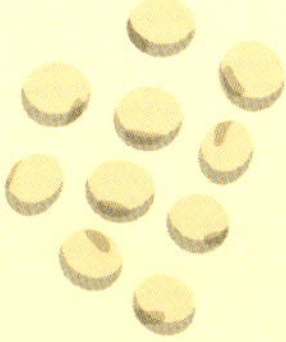

豆類
（大豆、小豆、いんげん豆など）

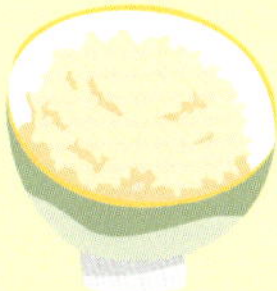

未精白穀物
（玄米、全粒小麦パンやパスタなど）

野菜や果物の皮
（とうもろこしの皮、かんきつ類の薄皮など）

油脂の多い食品

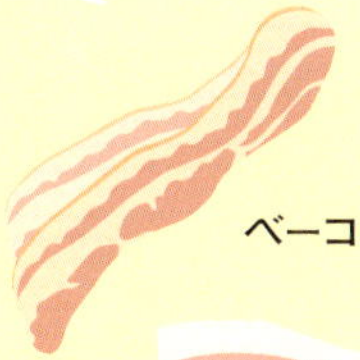

ベーコン

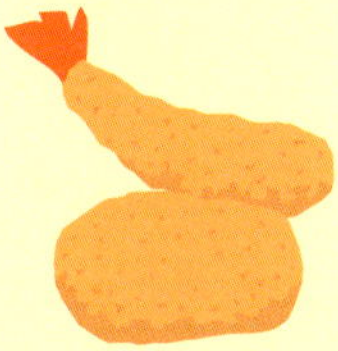

揚げ物

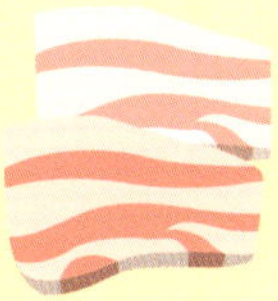

バラ肉

※胸やけや下痢をしているときは控えましょう。

菌が繁殖しやすい生もの

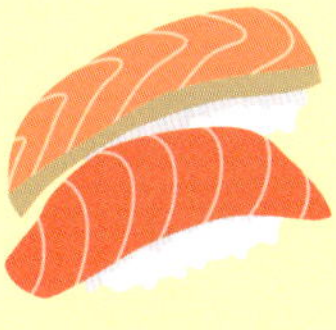

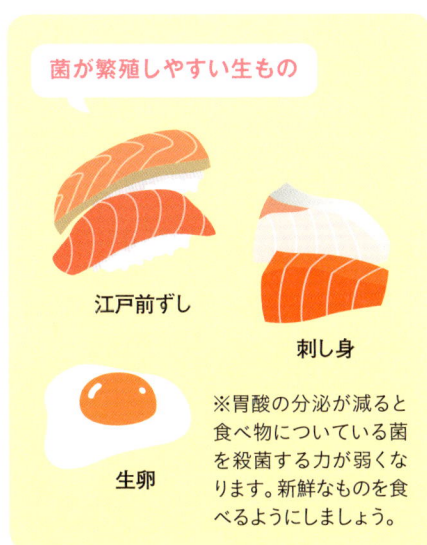

江戸前ずし

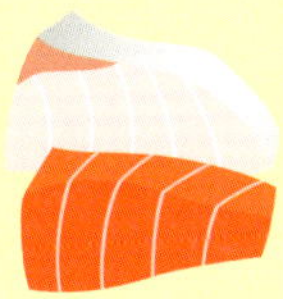

刺し身

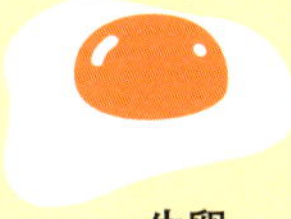

生卵

※胃酸の分泌が減ると食べ物についている菌を殺菌する力が弱くなります。新鮮なものを食べるようにしましょう。

消化の悪い食品

中華めん

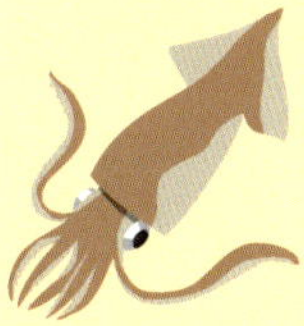

イカ

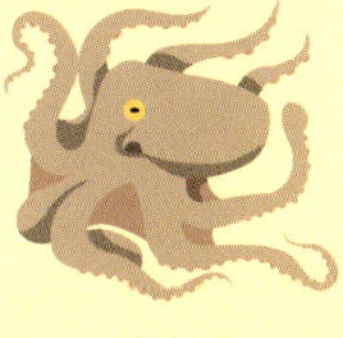

タコ

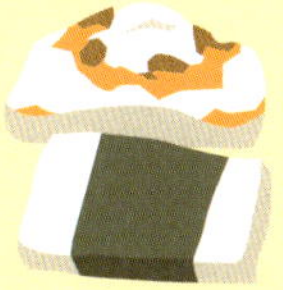

もち

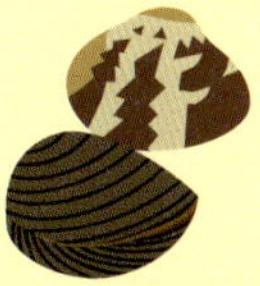

貝類

手術後1か月くらいまでの食事量

まずは1日合計1500kcal程度を目標にしましょう。厳密なエネルギー計算はしなくてもだいじょうぶです。なにをどのくらい食べたらいいか、イラストで紹介しますので参考にしてください。食事量は個人差があるので、この時期は体調に合わせて調整しましょう。「栄養をとらなくては」と考え無理をする事は禁物です。ただし、体重が減り続けてしまう場合は、医師、管理栄養士に相談しましょう。

朝・昼・夕食1日合計 ＝ 1000kcal

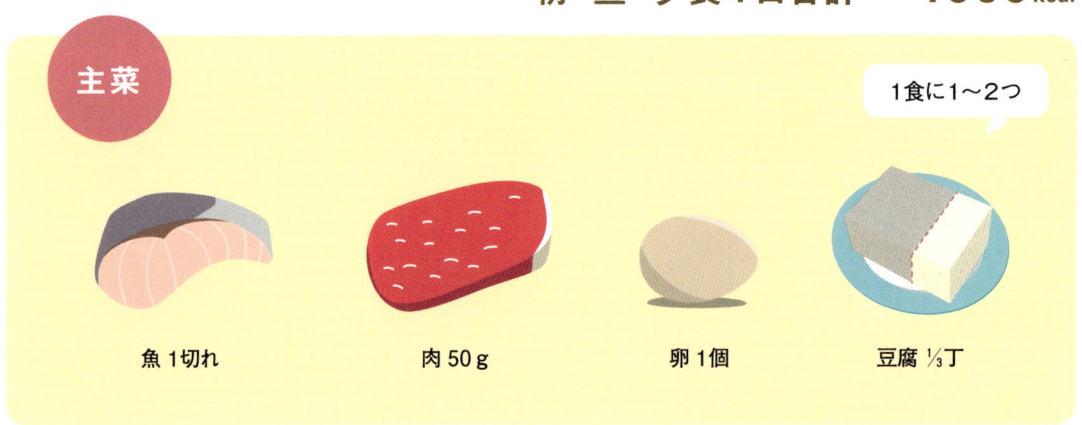

主菜

1食に1～2つ

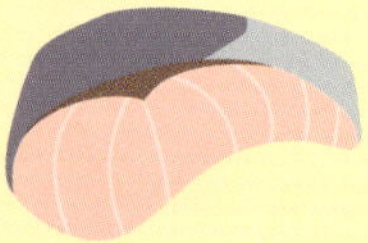

魚 1切れ

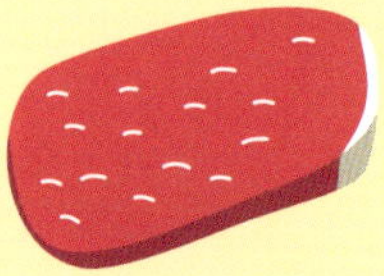

肉 50 g

卵 1個

豆腐 ⅓丁

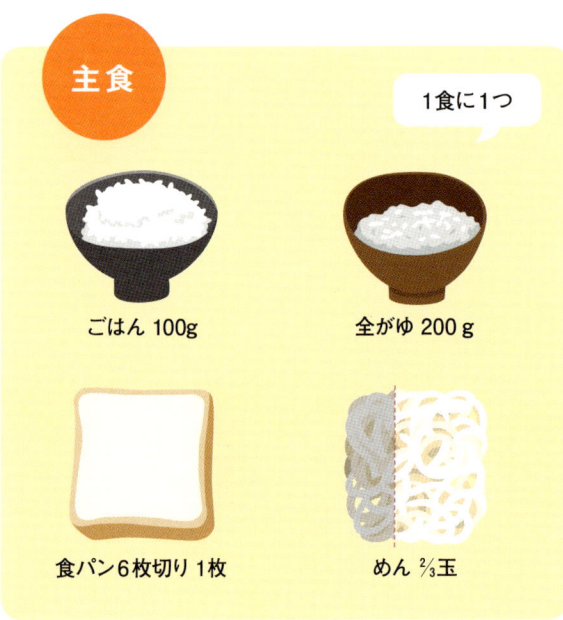

主食

1食に1つ

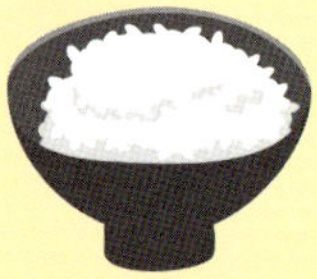

ごはん 100g

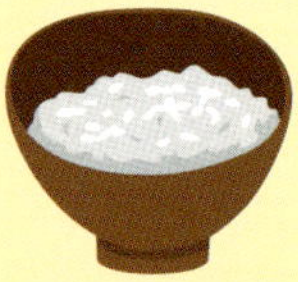

全がゆ 200 g

食パン6枚切り 1枚

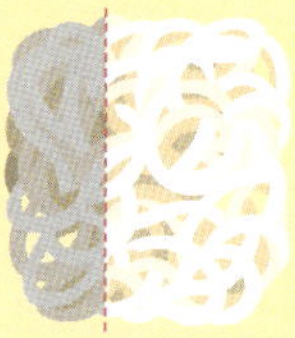

めん ⅔玉

副菜

1食に手の平半分

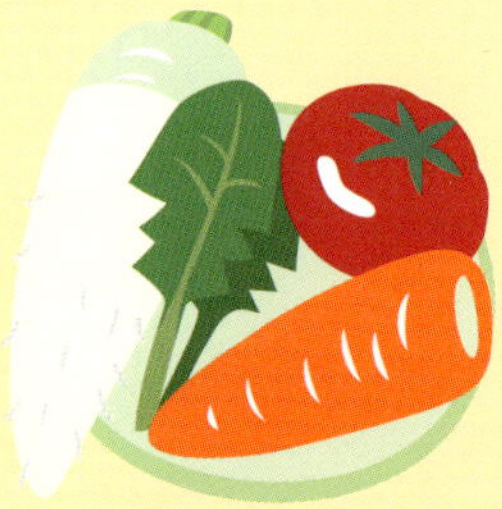

野菜1日に150g
（1食に50g）

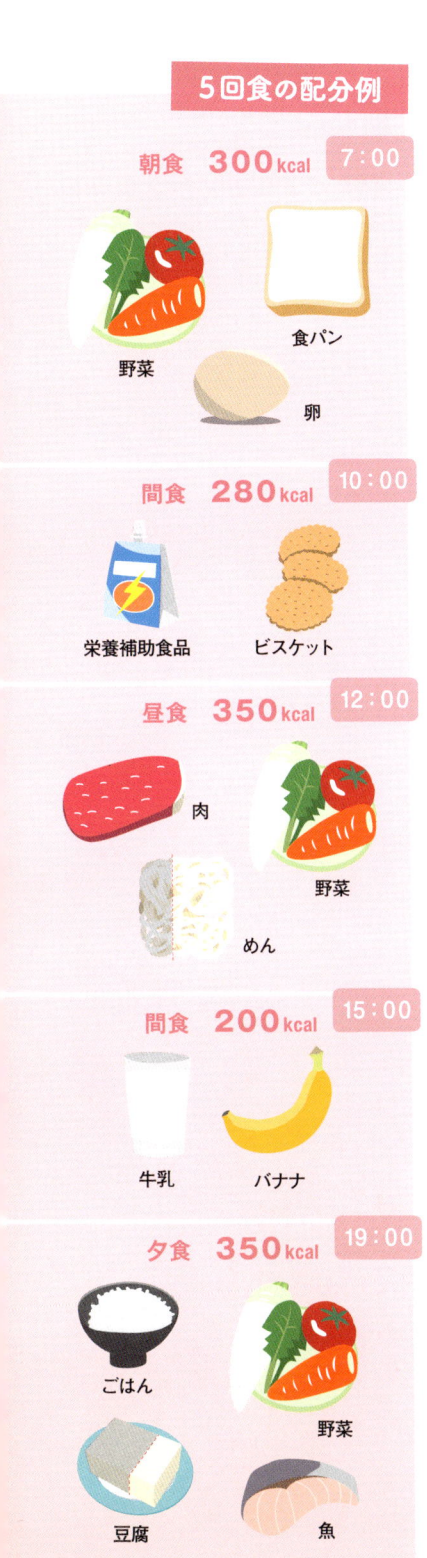

5回食の配分例

朝食　300kcal　7:00

野菜　食パン　卵

間食　280kcal　10:00

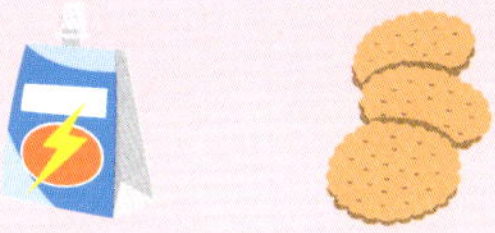

栄養補助食品　ビスケット

昼食　350kcal　12:00

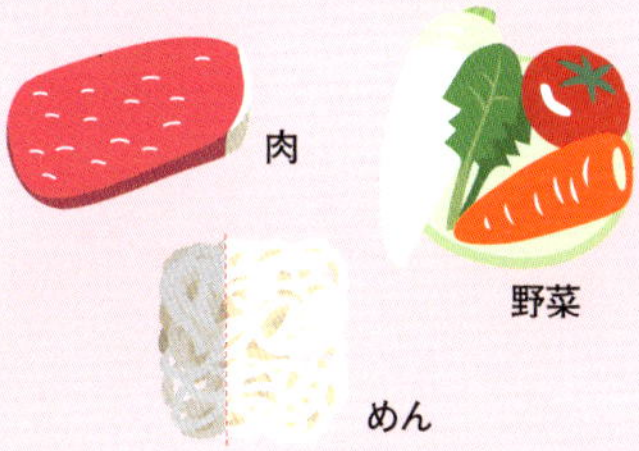

肉　野菜　めん

間食　200kcal　15:00

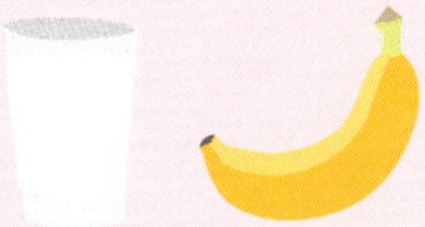

牛乳　バナナ

夕食　350kcal　19:00

ごはん　野菜　豆腐　魚

1日2～3回　合計400～500kcal

間食

プラスする間食の例

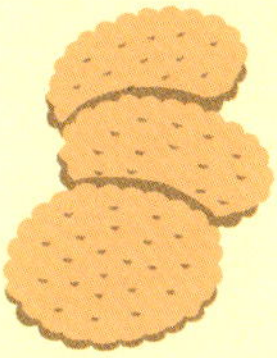

ビスケット 3枚
80kcal

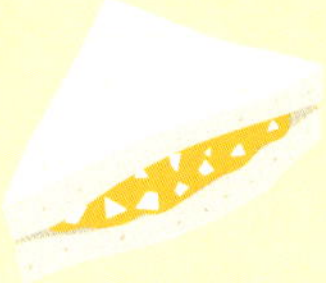

サンドイッチ 1切れ
160kcal

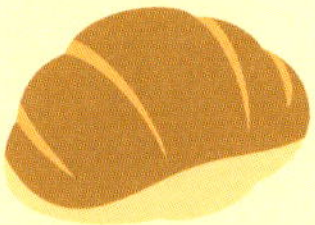

ロールパン 1個
90kcal

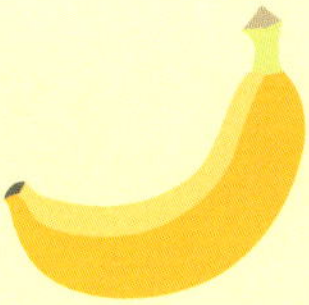

バナナ 1本
80kcal

牛乳 1杯
120kcal

プリン 1個
200kcal

ヨーグルト 1個
80kcal

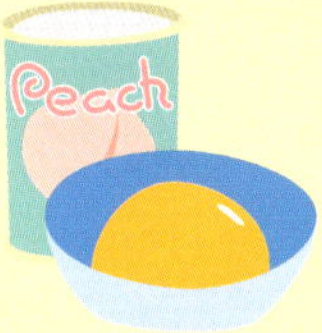

果物のシロップ漬け（桃缶）1切れ
40kcal

栄養食品 1本
200kcal

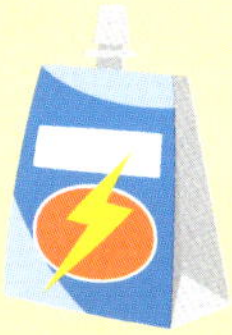

栄養補助食品 1個
200kcal

Column　水分もたいせつな栄養です

水分を1日500～1000mℓを目標にとりましょう。食事量が少ないときや下痢をしているときは、スポーツ飲料や経口補水液（123㌻）がおすすめです。食事の前に水分をとりすぎるとおなかがいっぱいになり、食べ物が入らなくなるため、食事と食事の間にこまめに水分補給するとよいでしょう。

退院したその日からの ワンスプーンメニュー

退院したその日から安心して食べられます。栄養価が高く、消化もよく、元気の出るおいしさが詰まっています。まずはひとさじ。様子をみながらあとひとさじ……。食欲も少しずつ回復してくるでしょう。

かぶは大根以上にでんぷん分解酵素が豊富。しょうがでおなかも温まります。

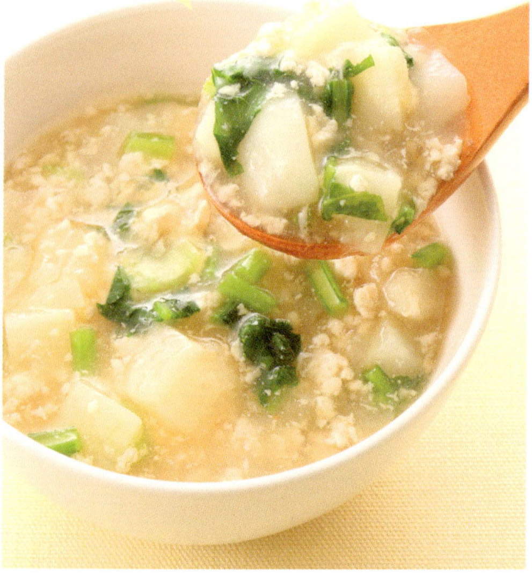

胸やけ　つかえ感　ダンピング症候群　もたれ感

かぶの鶏そぼろ煮

材料（1人分）

かぶ（皮をむいて1cm角に切る）
…………1個（正味75g）
a ┌鶏ひき肉……………20g
　│おろししょうが……少量
　└酒…………………小さじ1
だし…………………½カップ
b ┌しょうゆ………小さじ½
　│塩……ミニスプーン½弱
　└みりん…………小さじ1
かぶの葉の小口切り……少量
水どきかたくり粉……小さじ2

1人分　73kcal
塩分1.0g／たんぱく質5.2g

1 なべにaを合わせてひき肉をほぐし、火にかけてポロポロになるまでいる。
2 だしを入れてかぶを加え、煮立ったら火を弱めて3～5分、かぶに火が通るまで煮る。
3 bで味を調え、かぶの葉を加えてさっと煮、最後に水どきかたくり粉を流してとろみがつくまで煮る。

胸やけ　つかえ感　下痢　口内炎

ふんわり卵雑炊

材料（1人分）

ごはん……………………80g
だし…………½～¾カップ
塩・しょうゆ
……各ミニスプーン½強
とき卵…………………1個分
小ねぎの小口切り……少量

1人分　220kcal
塩分1.0g／たんぱく質9.1g

1 なべにごはんとだしを入れてほぐしながら煮、煮立ったら3～5分、好みのかたさになるまで煮、塩としょうゆで味を調える。卵を回し入れて火を消し、半熟に仕上げる。
2 器にを盛り、小ねぎをふる。

卵は良質なたんぱく質源です。食欲がなければこの1品だけでもよいでしょう。

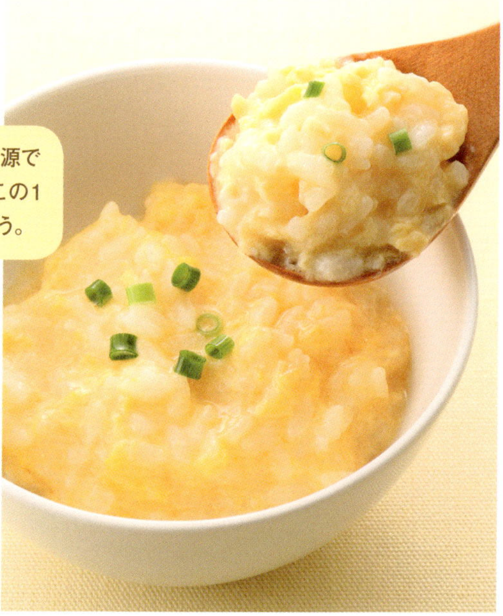

つかえ感　下痢　便秘　骨粗しょう症　口内炎

かぼちゃのポタージュ

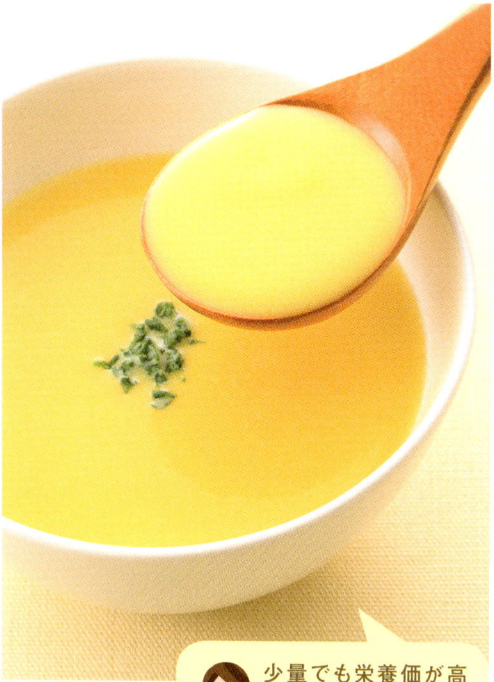

材料（でき上がり3カップ／4人分）
- かぼちゃ（種と皮を除いて一口大に切る）……¼個（250g）
- 玉ねぎの薄切り……½個分（100g）
- バター……15g
- a
  - 水……1カップ
  - 顆粒ブイヨン……小さじ½
  - ローリエ……1枚
- b
  - 牛乳……1カップ
  - 生クリーム……¼カップ
- 塩……小さじ⅓～½
- こしょう……少量
- 砂糖……小さじ⅕

1人分　185kcal
塩分0.7g／たんぱく質3.5g

1 なべにバターをとかし、玉ねぎを透き通るまでいためる。かぼちゃとaを加え、煮立ったら弱火にしてふたをし、かぼちゃが煮くずれるまで煮る。

2 ミキサーにかけてペースト状にする。

3 なべに戻し、bを加えて温め、塩とこしょう、砂糖で調味する。

保存メモ
冷凍保存は、冷凍用密閉ポリ袋に移して冷凍しましょう（58ページ参照）。**2**の段階で保存すればコンパクトになります。

少量でも栄養価が高く、抗酸化ビタミンとカルシウムも補給できます。冷凍保存もおすすめです。

消化がよくたんぱく質もとれる豆腐をカニのうま味で魅力アップ。三つ葉の香りが食欲をそそります。

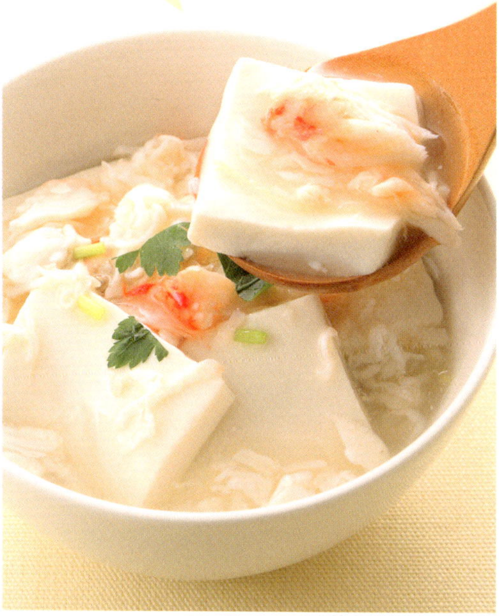

胸やけ　つかえ感　ダンピング症候群　もたれ感　乳糖不耐症　口内炎

豆腐とカニの中国風くず煮

材料（1人分）
- 絹ごし豆腐……100g
- カニ（缶詰め）……30g
- しょうがのせん切り……少量
- ごま油……小さじ½
- a
  - 鶏がらだしのもと……ミニスプーン1
  - 水……½カップ
  - 酒……大さじ1
- 塩……ミニスプーン½強
- こしょう……少量
- 水どきかたくり粉……大さじ1
- 三つ葉（短く刻む）……1本

1人分　130kcal
塩分1.4g／たんぱく質9.9g

1 豆腐は8mm厚さ3cm角に切る。カニは缶汁をきってほぐし、軟骨があれば除く。

2 なべにしょうがとごま油を入れて火にかけ、香りが立ったらaと**1**を加える。煮立ったら弱火にして2～3分煮る。塩とこしょうで味を調え、水どきかたくり粉を流してとろみがつくまで煮る。

3 器に盛り、三つ葉を散らす。

胸やけ　つかえ感　もたれ感　下痢　便秘　食欲不振

あっさりガスパチョ

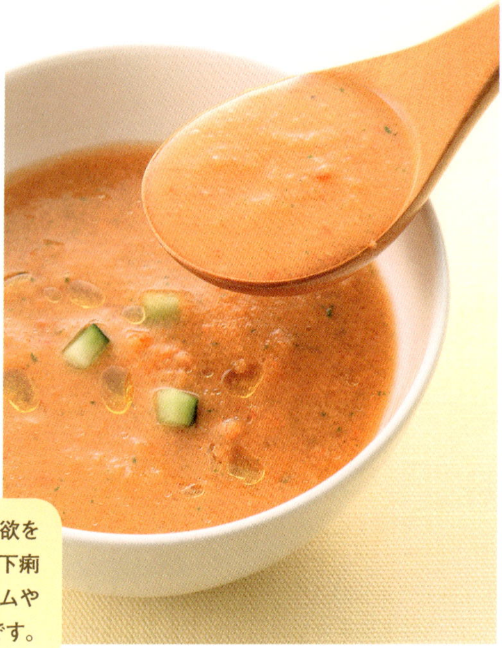

材料（1人分）

a
- トマト（完熟、ざく切り）……中1個（100g）
- 赤パプリカ（乱切り）……⅛個（20g）
- セロリ（小口切り）……20g
- きゅうり（輪切り）……¼本（25g）
- にんにくの薄切り……1枚

b
- オリーブ油……小さじ2
- レモン汁……小さじ½
- 水……大さじ2

塩……ミニスプーン½強

こしょう……少量

仕上げ用
- きゅうりの2㎜角切り……少量
- オリーブ油……ミニスプーン1

1人分　116kcal

塩分0.6g／たんぱく質1.5g

1 ミキサーにaとbを合わせて撹拌し、塩とこしょうで味を調える。

2 器に注ぎ、きゅうりの角切りを散らし、好みでオリーブ油をたらす。

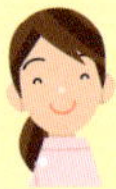

トマトの甘酸っぱさが食欲をそそり、ビタミンのほか、下痢のときに失われるカリウムやナトリウムの補給にもおすすめです。

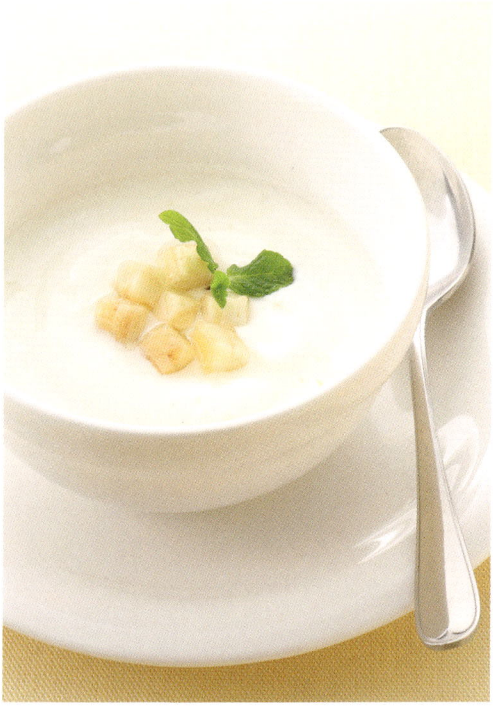

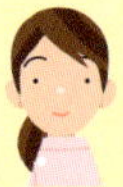

乳酸菌の宝庫ヨーグルトに、水溶性食物繊維の豊富なバナナと腸内善玉細菌のエサになるオリゴ糖をプラス。腸を元気にしてくれます。

つかえ感　下痢　便秘　乳糖不耐症　骨粗しょう症

バナナヨーグルト

材料（1人分）

- プレーンヨーグルト……80g
- バナナ……⅓本（30g）
- オリゴ糖シロップ……小さじ1
- ミントの葉先……少量

1人分　87kcal

塩分0.1g／たんぱく質3.2g

ヨーグルトを器に盛り、バナナを8㎜角に刻んでのせ、オリゴ糖シロップをたらし、ミントの葉を添える。

退院直後の献立

退院直後の食事は、入院中の最後の食事をお手本に考えるとよいでしょう。この時期は食べられる量に個人差があります。無理せず、体調に合わせて量を加減してください。

朝食 *Breakfast menu*

ブロッコリーとチーズの
スクランブルエッグ
ロールパン
ヨーグルト・
ブルーベリーソース添え

1人分 394kcal
塩分1.7g／たんぱく質19.3g

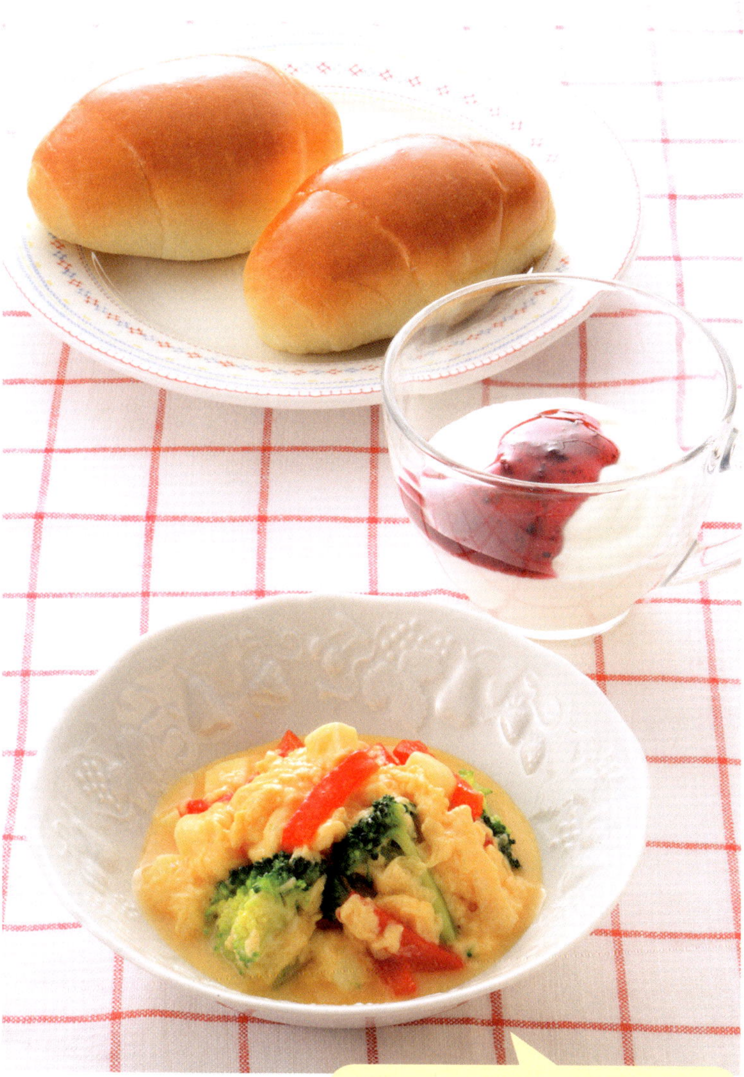

ブロッコリーとチーズのスクランブルエッグ

材料（1人分）

卵……1個
a 牛乳……大さじ1
a 塩……ミニスプーン½弱
a こしょう……少量
ブロッコリー（房のみ）……20g
赤パプリカ……15g
プロセスチーズ（7～8mm角）……15g
バター……小さじ1

1 ブロッコリーとパプリカは熱湯でやわらかくゆで、ざるにあげる。ブロッコリーは1～2cm大に、パプリカは皮をむいて5mm幅の短冊に切る。
2 ボールに卵を割り入れてaと**1**、チーズを加えて混ぜ合わせる。
3 フッ素樹脂加工のフライパンにバターをとかし、**2**を一度に流して中火にかけ、卵が半熟状になるまで大きくいためる。

●**ロールパン**（1人分）……小2個（40g）

ヨーグルト・ブルーベリーソース添え

材料（1人分）

プレーンヨーグルト……100g
ヨーグルトソース（ブルーベリー）……小さじ2

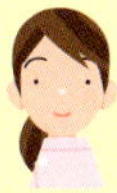

パンは食パンのトーストにしてジャムやバターを塗って食べてもよいでしょう。おなかがいっぱいになったら、パンとヨーグルトは間食に回して食べてもよいですね。

昼食 Lunch menu

鶏ささ身と梅干しのにゅうめん
にんじんの白あえ
りんごのレンジ煮

1人分 303kcal
塩分3.4g／たんぱく質16.4g

鶏ささ身と梅干しのにゅうめん

材料（1人分）

そうめん（乾燥）……50g
鶏ささ身……1本（30g）
春菊……20g
ねぎ……1cm（5g）
だし……1½カップ
塩……ミニスプーン1
しょうゆ……小さじ½
梅干し……小½個（3g）

1 そうめんはたっぷりの湯でかためにゆで、水にとってぬめりを洗い流し、ざるにあげて水けをよくきる。
2 ささ身は筋を除いて薄くそぎ切りにする。
3 春菊は葉先を摘む。ねぎは小口切りにする。
4 なべにだしを沸かしてささ身を入れ、色が変わったら塩としょうゆで調味する。そうめんと春菊を加えてさっと煮、器に盛り、ねぎと梅干しをのせる。梅干しをくずしながらいただく。

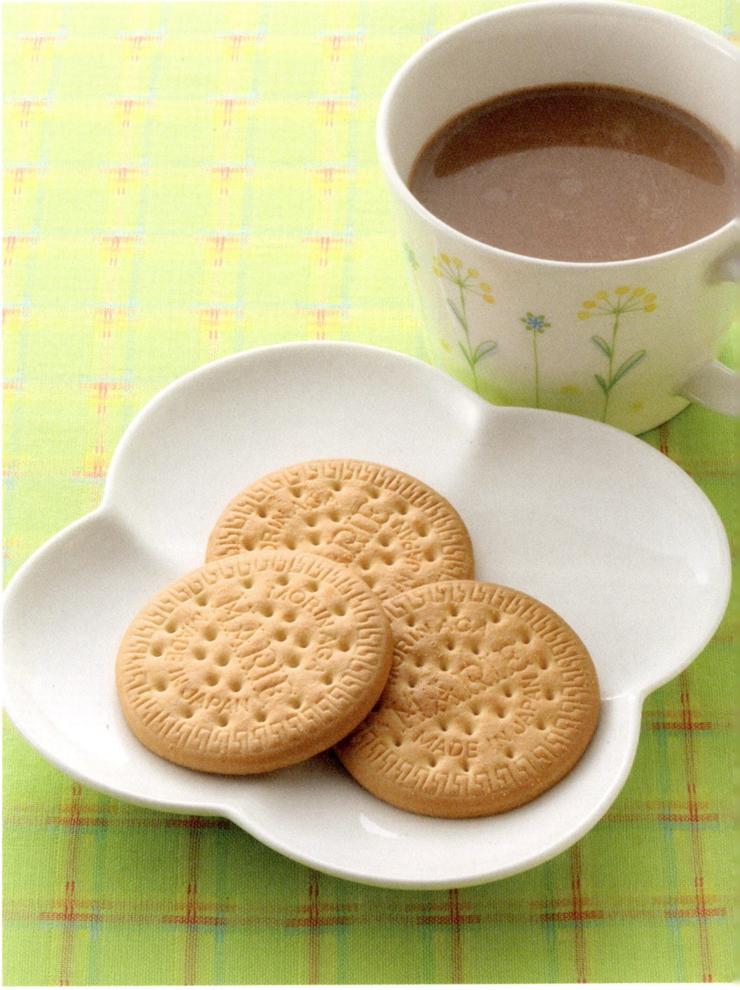

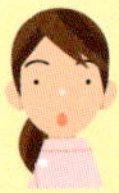

間食は10時、15時にこだわらなくてもだいじょうぶです。食べたいタイミングで食べられるように、いろいろな種類のお菓子をストックしておくのもよいですね。

間食 Eating between meals （10時）

ビスケット 3枚（16g）
ミルクココア

1人分 253kcal
塩分0.4g／たんぱく質8.3g

ミルクココア

材料（1人分）

ミルクココア（粉末）……大さじ3⅓
牛乳……¾カップ

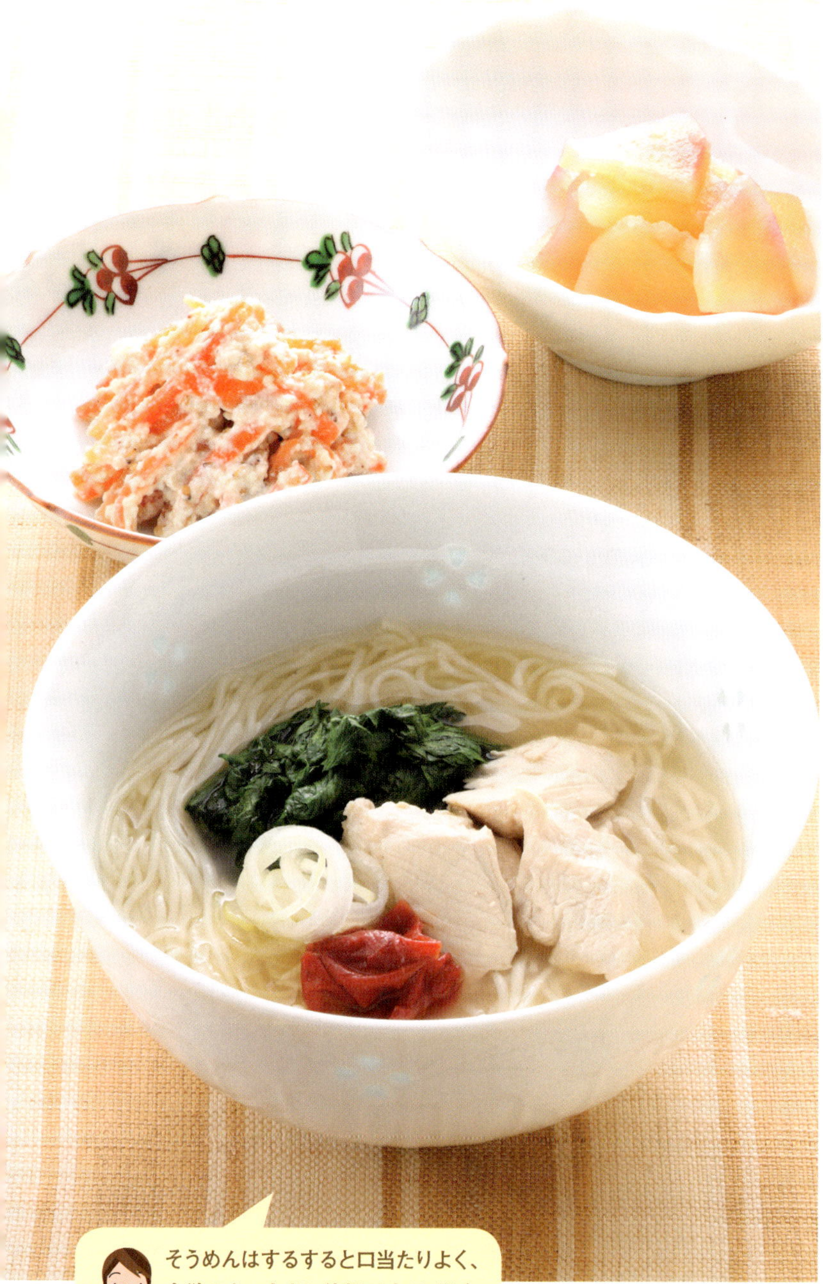

にんじんの白あえ

材料（1人分）

- にんじん……30g
- だし……小さじ1
- 絹ごし豆腐……40g
- a
  - 白すりごま……小さじ1
  - しょうゆ……小さじ½
  - 砂糖……小さじ½
  - 塩……ミニスプーン¼

1 にんじんは3㎝長さに細く切る。耐熱皿に入れてだしをふりかけ、ラップをして電子レンジで1分加熱し、さます。

2 豆腐はキッチンペーパーに包んでしばらくおき、水けをきる。

3 豆腐はできれば万能こし器を通してこし、aを混ぜて調味し、にんじんをあえる。

調理メモ

分量が多かったら、残りは冷蔵庫に保存し、一両日中に食べてください。豆腐に火を通していないので、それ以上は保存できません。

りんごのレンジ煮

材料（作りやすい量／4人分）

- りんご……½個（150g）
- a
  - オリゴ糖シロップ……小さじ2
  - レモン汁……小さじ1

1 りんごは皮をむいていちょう切りにし、皮とともに塩水（分量外）にさらす。

2 耐熱皿に水けをきったりんご、皮を⅓量ほど入れる。aをふってさっくり混ぜ、ラップをふんわりかぶせ、電子レンジで4分加熱する。全体にひと混ぜしてラップをぴったりかぶせてさめるまでおき、味と色をなじませる。

調理メモ

オリゴ糖は腸内善玉細菌の栄養になりますが、手元になければ、はちみつや砂糖でもけっこうです。冷蔵庫で2〜3日は持つので、間食にも活用してください。

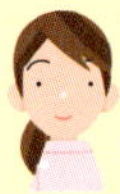

そうめんはするすると口当たりよく、食欲のないときに絶好ですが、早食いが心配です。副菜を添えて、食べるスピードを調整しましょう。りんごはめんどうなら生でも。よくかんで食べましょう。

サケのムニエル レモンバターソース

材料（1人分）

- 生ザケ……1切れ（70g）
- a 塩……少量
- a こしょう……少量
- 小麦粉……小さじ1
- オリーブ油……小さじ1
- 玉ねぎ（5㎜幅の輪切り）……30g
- バター……小さじ1
- b しょうゆ……小さじ$\frac{1}{2}$
- b 塩……ミニスプーン$\frac{1}{2}$弱
- b こしょう……少量
- c レモン汁……小さじ1
- c レモンの輪切り（皮なし）……1枚
- c パセリのみじん切り……小さじ1

1 サケはaをふってしばらくおき、水けをふきとり、小麦粉をまぶす。
2 フライパンにオリーブ油を熱し、サケを皮目から入れてこんがりと両面焼く。隣に玉ねぎを並べて透き通るまでじっくりと焼く。
3 器に玉ねぎを敷いてサケをのせる。フライパンをきれいにふき、バターを加えて弱火でとかし、bを加える。煮立ったらcを加えて火を消し、サケにかける。

アスパラガスのサラダ マスタード風味

材料（1人分）

- グリーンアスパラガス 2本（35g）
- a マヨネーズ……大さじ$\frac{1}{2}$
- a プレーンヨーグルト……小さじ1
- a 粒マスタード……小さじ$\frac{1}{2}$
- a 塩……ミニスプーン$\frac{1}{2}$弱
- a こしょう……少量

1 アスパラは根元の皮をピーラーなどでむき、熱湯でやわらかくゆで、斜めに切る。
2 ボールにaを合わせてよく混ぜ、**1**をあえる。

夕食 *Dinner menu*

サケのムニエル
レモンバターソース
アスパラガスのサラダ
マスタード風味
キャベツとハムの
コンソメスープ
軟飯

1人分 **462**kcal
塩分**4.2g**／たんぱく質**24.6g**

キャベツとハムのコンソメスープ

材料（1人分）

- ロースハム（短冊切り）……1枚
- キャベツ（一口大に切る）……30g
- 玉ねぎ（薄切り）……15g
- にんじん（短冊切り）……5g
- a 水……$\frac{3}{4}$カップ
- a 顆粒ブイヨン……ミニスプーン1弱
- 塩……ミニスプーン1弱
- こしょう……少量

1 なべにaを入れ、ハムと野菜を加えてふたをして火にかける。煮立ったら弱火にして7～8分煮る。
2 野菜がやわらかくなったら塩とこしょうで味を調える。

●**軟飯**（1人分）……100g

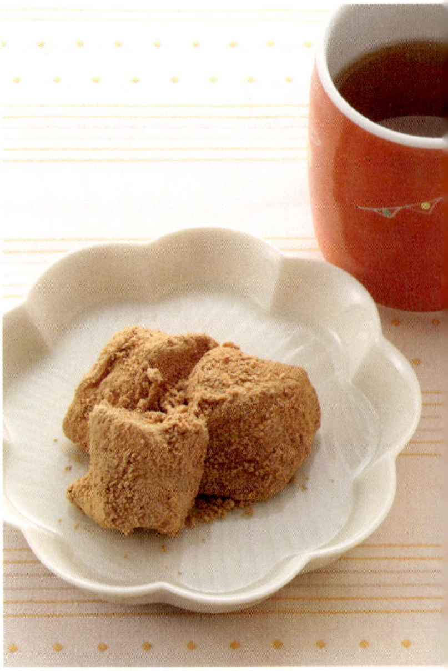

間食 *Eating between meals*（15時）

わらびもち（市販品） 50g
ほうじ茶 $\frac{3}{4}$カップ

1人分 **104**kcal
塩分**0g**／たんぱく質**2.1g**

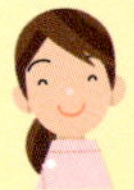

くずもちやわらびもちは、消化のよいでんぷん製品といっしょに、きな粉で大豆たんぱく質もとれるのでおすすめです。

Column 全がゆの炊き方

米と米の5倍量の水を厚手なべに入れて30分浸水させ、強火にかけます。沸騰したら一度底から混ぜて弱火にし、ふたをずらして30分煮、火を消してふたをかぶせて5分蒸します。普通に炊いたごはんに倍量の水を加えて煮てもできます。

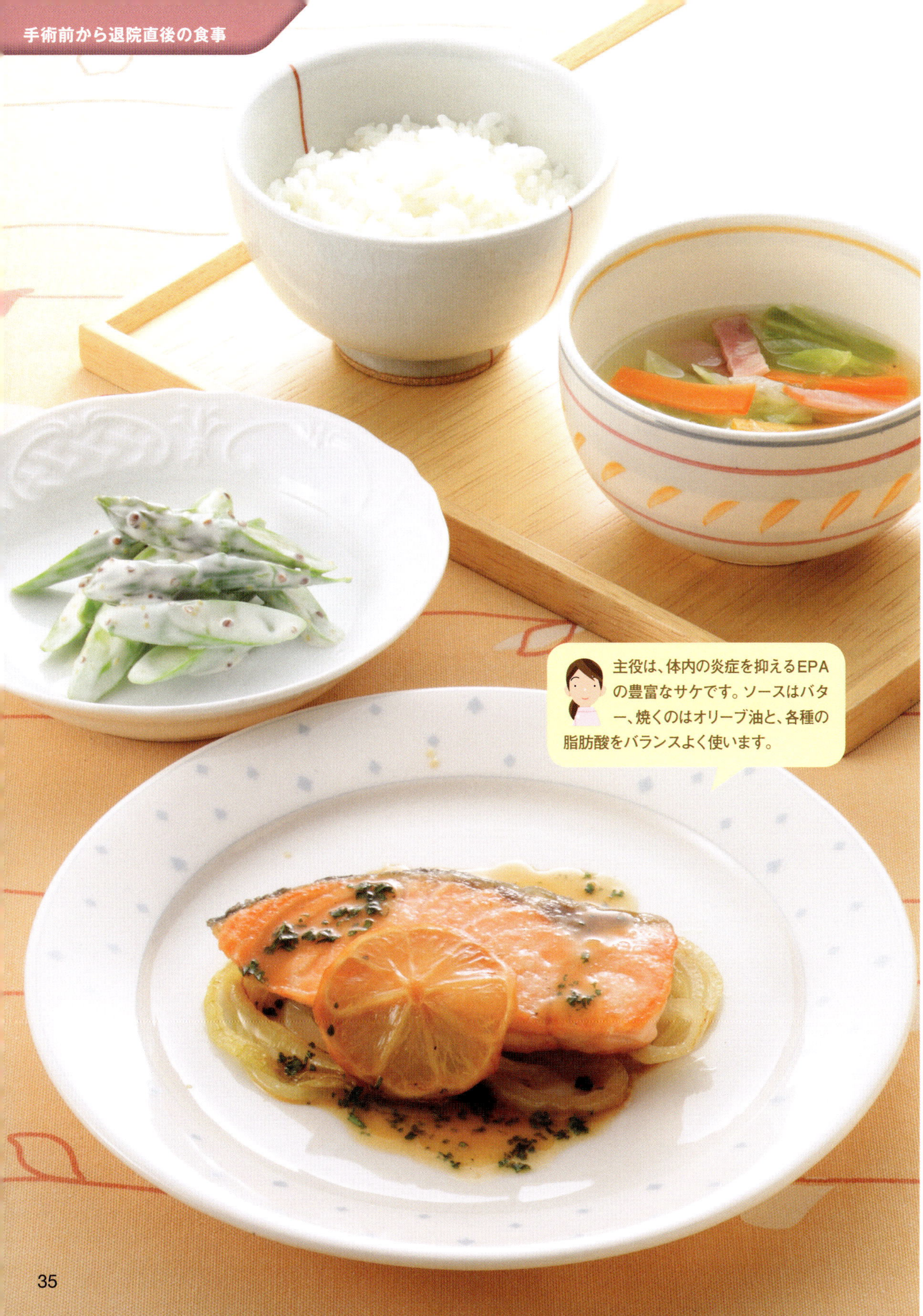

主役は、体内の炎症を抑えるEPAの豊富なサケです。ソースはバター、焼くのはオリーブ油と、各種の脂肪酸をバランスよく使います。

おなかにやさしい
安心主食〈ごはん〉

エネルギー源の主食に、たんぱく質食品を加えて主菜を兼ねた1品に仕立てました。あとは小さな副菜を添えれば食卓が調います。ごはんのかたさは好みと回復状態で加減してください。

胸やけ　つかえ感　食欲不振

タイとかぶの雑炊

材料（1人分）

ごはん……100g
タイ（刺し身用）……3切れ（30g）
かぶ……½個（35g）
だし……¾カップ
塩……ミニスプーン1
三つ葉……1本
すだち（くし形切り）……¼個分

1人分 237kcal／塩分1.1g／たんぱく質9.7g

1 かぶは皮をむいて1cm角に切る。三つ葉は2cm長さに切る。
2 なべにだしを入れ、ごはんを加えて均一にほぐし、かぶを散らして火にかける。煮立ったらタイを表面に並べ、再び煮立ったら火を弱め、ごはんが好みのかたさになるまで3〜4分煮、塩で味を調える。
3 器に盛って三つ葉を添え、好みですだちかゆずのくし形切りを添え、食卓でしぼる。

調理メモ

すだちなどかんきつ類の果汁は食欲増進効果大ですが、酸味が苦手なら表皮を浮かべて香りを添えるだけでも効果的です。

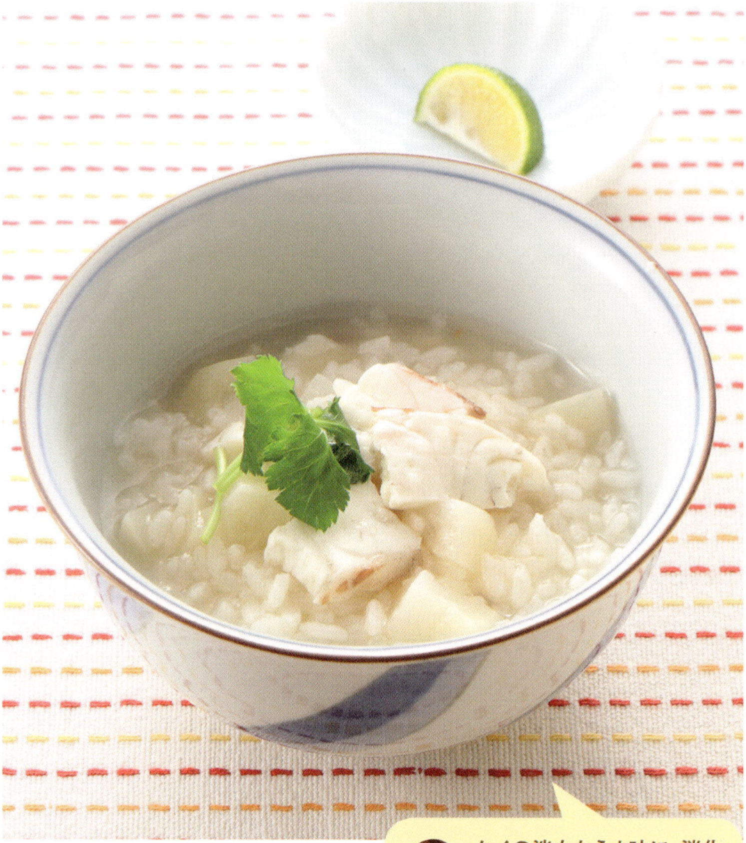

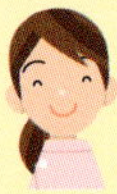

タイの淡白なうま味に、消化酵素の豊富なかぶの甘味を加えたさっぱり味の雑炊です。タイに限らず、白身魚の刺し身が手に入ったらお試しください。

Column　ごはんも、ゆっくりかめばおかゆに

おかゆは消化がよいものの、全がゆなら半分は水。おなかにたまるわりにエネルギーが少なく、おかゆばかり食べていると、栄養不足になることもあります。症状がなくなってきたら、徐々にごはんに戻しましょう。ごはんも、少しずつゆっくりとかんでかゆ状にすれば、おかゆと同様、消化がよくなります。

つかえ感　食欲不振　味覚障害

ツナのカレーリゾット

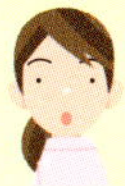

カレー粉に含まれるクミンやコリアンダーには食欲増進効果があります。また、はっきりとした味は味を感じにくいときに、おすすめです。

材料（1人分）

- ごはん……100g
- ツナ缶（油漬け）…½缶（30g）
- トマト（1cm角切り）…¼個（40g）
- 玉ねぎのみじん切り……15g
- オリーブ油……小さじ1
- 水……¾カップ
- 顆粒ブイヨン…ミニスプーン1
- a
  - カレー粉…ミニスプーン⅔弱
  - 塩……ミニスプーン1
  - こしょう……少量
- パセリ（みじん切り）……少量
- 粉チーズ……小さじ½

1人分 306kcal
塩分1.5g／たんぱく質8.8g

1 フライパンにオリーブ油を熱して玉ねぎを透明になるまでいため、トマトを加えていため合わせる。

2 1に水とブイヨン、ごはん、ツナを加えてふたをし、2〜3分煮る。

3 ごはんが好みのかたさになったらaで調味し、器に盛ってパセリと粉チーズを散らす。

調理メモ

冷凍したいときは、水を減らして作り、冷凍用密閉ポリ袋に入れて保存し、解凍したときに水を足して温めましょう。

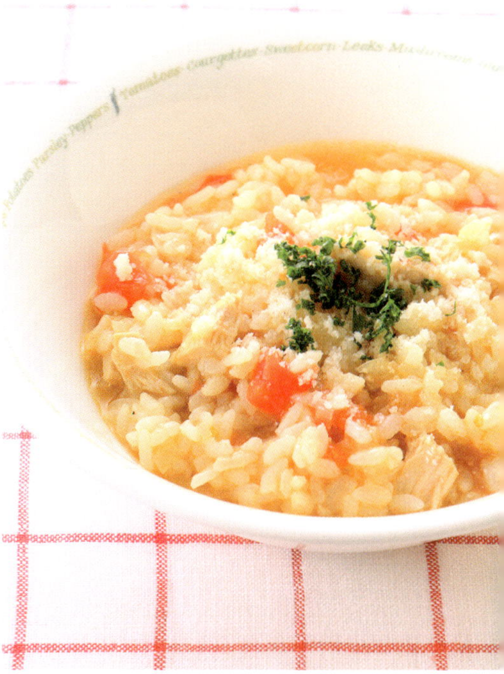

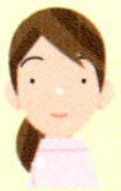

ひき肉に豆腐を組み合わせることで口当たりがなめらかになります。ごはんとたんぱく質食品をいっしょに食べることで、ダンピング症候群の予防に役立ちます。

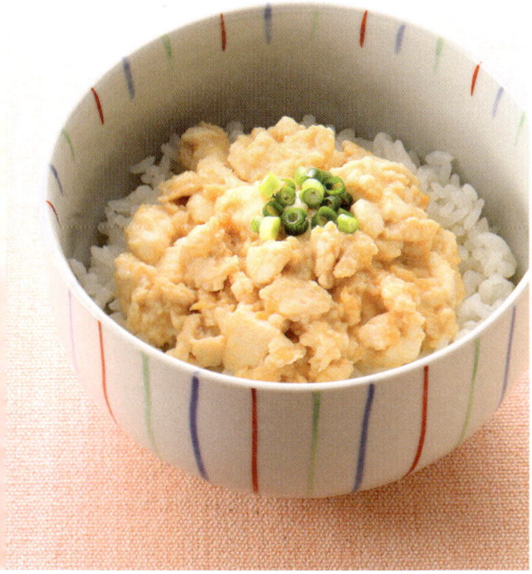

ダンピング症候群　味覚障害

豆腐入り鶏そぼろ丼

材料（1人分）

- ごはん……100g
- 鶏ひき肉……30g
- 絹ごし豆腐……50g
- しょうが（みじん切り）…½枚分
- サラダ油……小さじ½
- a
  - だし……大さじ½
  - みそ……小さじ1
  - 砂糖……小さじ⅔
  - 酒……大さじ½
- ねぎ（みじん切り）……3cm分
- 白すりごま……小さじ1
- 小ねぎ（小口切り）……少量

1人分 304kcal
塩分0.8g／たんぱく質12.6g

1 豆腐はキッチンペーパーに包んでしばらくおき、水けをきる。

2 フライパンにサラダ油としょうがを入れて火にかけ、香りが立ったらひき肉を加えていため、パラパラにほぐれたら1を加えてくずしながらいため合わせる。

3 aを加えて味を調え、ねぎとすりごまを加える。

4 器にごはんを盛って3をのせ、小ねぎを添える。

おなかにやさしい
安心主食〈パン・めん など〉

パンやめん、粉製品は、口当たりがよく、食欲がないときにおすすめです。たんぱく質食品や野菜を加えて栄養のバランスよく仕立てましょう。早食いを防ぎ、ダンピング症候群の予防にもなります。

つかえ感　ダンピング症候群　骨粗しょう症

豆腐のお好み焼き

材料（作りやすい量／２人分）

- 絹ごし豆腐……¼丁（70g）
- キャベツ……50g
- サクラエビ……小さじ1
- 卵……1個
- 小麦粉……大さじ2
- サラダ油……小さじ1
- ソース（お好み焼き用）……小さじ1
- 削りガツオ……少量
- 青のり粉……少量

1人分 127kcal／塩分0.3g／たんぱく質7.2g

1 豆腐はキッチンペーパーに包んで軽く水けをきる。
2 キャベツとサクラエビは粗みじん切りにする。
3 ボールに卵を割りほぐし、豆腐を手でつぶしながら入れ、2と小麦粉を加えて混ぜ合わせる。
4 フライパンにサラダ油を熱し、3の生地を丸く流し入れ、両面こんがりと焼く。
5 食べやすく切って器に盛り、ソース、削りガツオをかけ、青のり粉をふる。

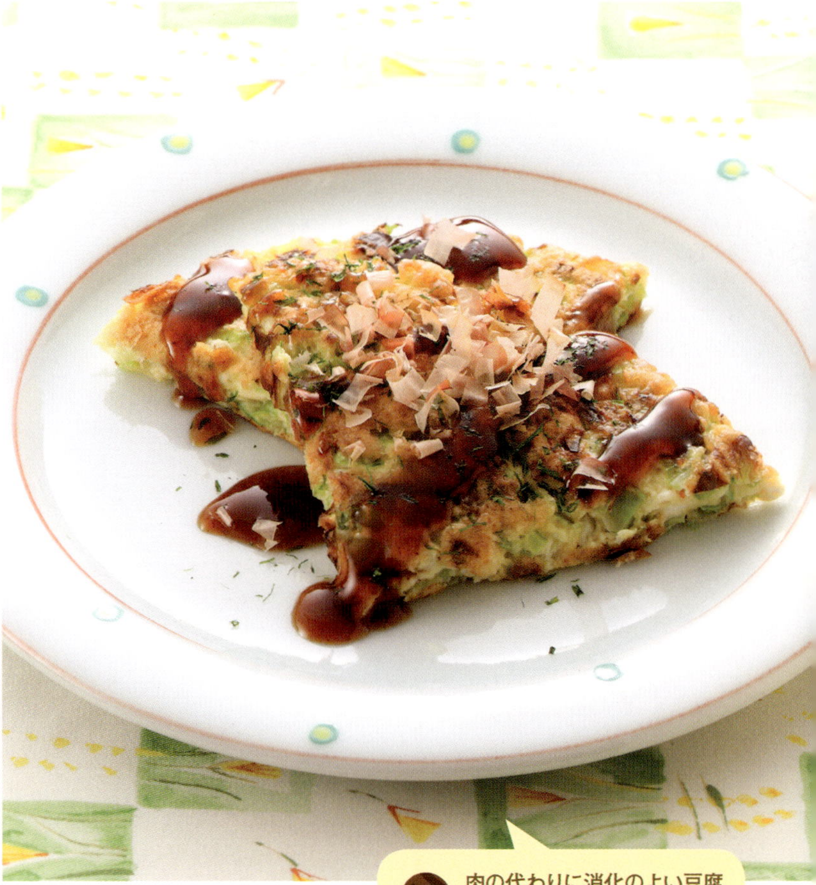

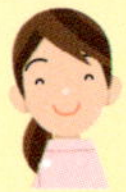

肉の代わりに消化のよい豆腐でたんぱく質を補い、揚げ玉の代わりにサクラエビを加えて香ばしさとアクセントを加えます。カルシウムも補給できる1品です。

Column　市販のサンドイッチや総菜パンも活用して

手作りするのがたいへんなときは、市販品もじょうずに活用しましょう。卵やツナのサンドイッチや総菜パンなど、たんぱく質食品が入ったものにすれば、栄養価もアップ。食欲のないときには手軽で、口に運びやすいです。

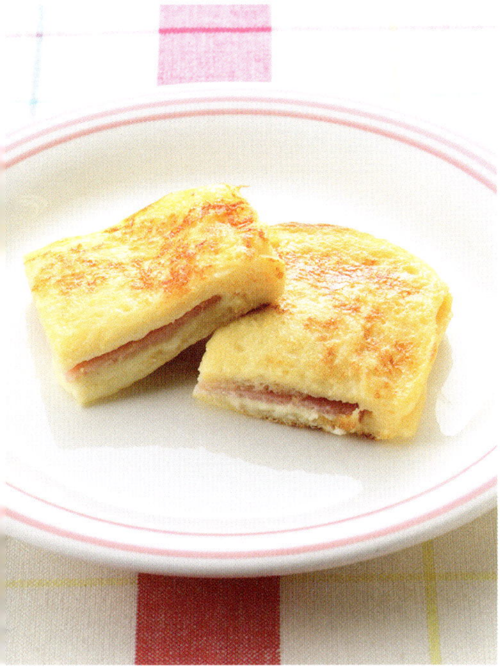

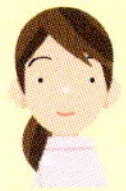

パンと相性のよいたんぱく質食品を組み合わせた栄養満点の一皿。フレンチトーストに仕立てることで、口当たりよく消化もよく、少し食べるだけでも栄養が補給できます。

つかえ感　ダンピング症候群　骨粗しょう症　食欲不振

ハムとチーズのフレンチトーストサンド

材料（作りやすい量／2人分）

- 食パン（耳なし・12枚切り）…… 2枚
- ロースハム……1枚
- スライスチーズ……1枚
- a
  - とき卵…… ½個分
  - 牛乳……大さじ2
  - 塩……ミニスプーン½弱
  - こしょう……少量
- バター……小さじ1

1人分　142kcal
塩分1.0g／たんぱく質7.5g

1 aをよく混ぜて食パンが入る平らな器に入れ、食パン2枚でハムとチーズをはさんで浸す。
2 フッ素樹脂加工のフライパンにバターをとかし、**1**を入れて両面こんがりと焼く。
3 食べやすく切って器に盛る。

調理メモ

焼いたあと冷凍保存できます。一口大に切り分けてラップに包み、冷凍用密閉ポリ袋に入れて冷凍しましょう。2〜3週間は持ちます。

つかえ感　もたれ感　下痢

かぼちゃほうとう風煮込みうどん

材料（1人分）

- ゆでうどん……150g
- 鶏胸肉……40g
- かぼちゃ……40g
- 大根……20g
- にんじん……15g
- だし……1¾カップ
- みそ……大さじ1
- みりん……小さじ1
- 小ねぎ（小口切り）……少量

1人分　454kcal
塩分3.1g／たんぱく質16.0g

1 鶏肉はそぎ切りにする。
2 かぼちゃは皮をむいて4mm厚さに切る。大根とにんじんは3〜4mm厚さの短冊切りにする。
3 なべにだしと**2**を入れて火にかけ、煮立ったら鶏肉を加えてふたをし、弱火にして野菜がやわらかくなるまで煮る。
4 ゆでうどんを加えて2〜3分煮、みそとみりんで味を調える。器に盛って小ねぎを散らす。

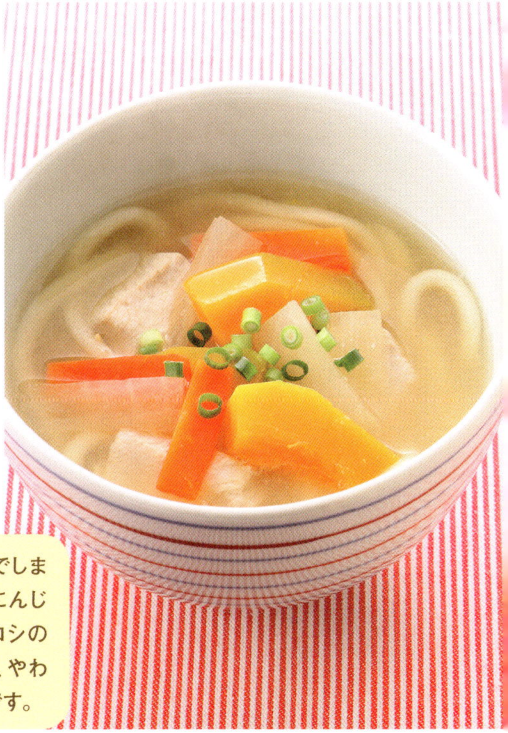

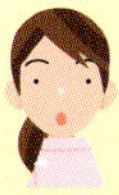

うどんだけをすすり込んでしまわないよう、かぼちゃとにんじん、大根を加えました。コシの強いうどんは消化しにくいので、やわらかめのものを選ぶほうが安心です。

おなかにやさしい
安心主菜〈卵、豆腐、はんぺん〉

主菜に向くたんぱく質食品のなかで、消化よく、安心して食べられる食材です。火の通りが早く、調理時間も短い料理が多いので、時間がないときにもおすすめです。

つかえ感　ダンピング症候群
貧血　味覚障害

ふわふわカニ玉

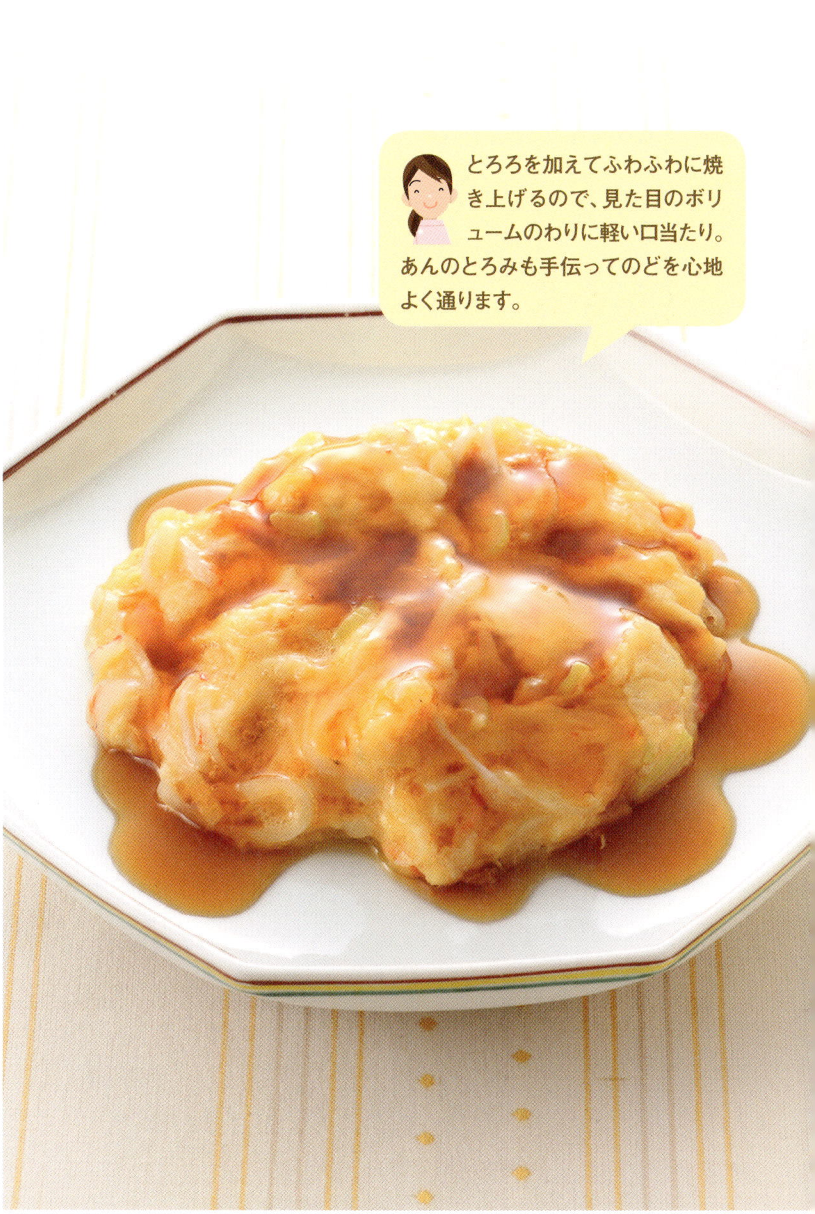

とろろを加えてふわふわに焼き上げるので、見た目のボリュームのわりに軽い口当たり。あんのとろみも手伝ってのどを心地よく通ります。

材料（1人分）

卵……1個
カニ風味かまぼこ……1本（10g）
長芋……20g
ねぎの小口切り……2cm分
ごま油……小さじ½
塩……少量
こしょう……少量
サラダ油……小さじ1
a
- 水……大さじ1
- 鶏がらだしのもと……ミニスプーン½
- しょうゆ……小さじ1
- 砂糖……小さじ½
- 酢……小さじ1
- かたくり粉……小さじ⅓

1人分　180kcal／塩分1.6g／たんぱく質9.0g

1 かまぼこは短く切ってほぐす。長芋はすりおろす。
2 フライパンにごま油を熱してねぎをいため、とり出す。
3 ボールに卵を割りほぐし、**1**と**2**、塩、こしょうを加えて混ぜる。
4 フライパンにサラダ油を熱し、**3**を流し入れて大きく混ぜて形を整え、縁が固まってきたら裏返してさっと焼き、器に盛る。
5 aは耐熱容器に合わせて混ぜ、ラップなしで電子レンジで1分加熱する。よく混ぜてから**4**にかける。

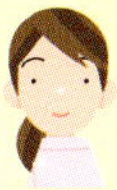

豆腐に野菜やちくわを加えていり煮にすると、一口ずつゆっくり食べられます。卵も加わるので栄養価もアップします。

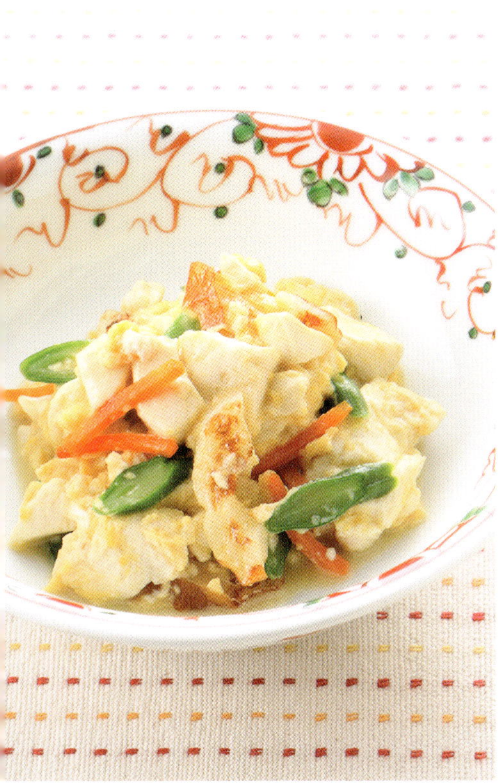

胸やけ　つかえ感　ダンピング症候群　もたれ感

やわらかいり豆腐

材料（作りやすい量／3人分）

絹ごし豆腐……½丁（150g）
ちくわ……1本（25g）
にんじん……10g
さやいんげん……2本（10g）
サラダ油……小さじ1
a ┌ だし……大さじ2⅔
　│ しょうゆ……小さじ½
　│ みりん……大さじ½
　└ 塩……ミニスプーン½
とき卵……1個分

1人分 85kcal
塩分0.6g／たんぱく質6.0g

1 豆腐はキッチンペーパーに包んでしばらくおき、水けをきる。
2 ちくわは縦半分に切ってから斜め薄切りにする。にんじんはせん切りにし、さやいんげんは斜め薄切りにする。
3 なべに油を熱して2をいため、しんなりしたら豆腐を加えてくずしながらいため、aを加えていり煮する。
4 味がなじんだらとき卵を回し入れて大きく混ぜる。

ダンピング症候群　乳糖不耐症　骨粗しょう症

はんぺんのチーズ焼き

材料（1人分）

はんぺん……¼枚（50g）
ミックスチーズ（ピザ用）……14g
トマト（5㎜厚さのいちょう切り）……2切れ（14g）
青じそ……2枚

1人分 98kcal
塩分1.0g／たんぱく質8.8g

1 はんぺんは厚みを半分に切る。
2 トースターの天板にアルミ箔を敷き、はんぺんを並べる。青じそを1枚ずつ、トマトを1切れずつのせ、チーズを散らす。
3 高温に熱したトースターで5～8分、チーズがとけて焼き色がつくまで焼く。

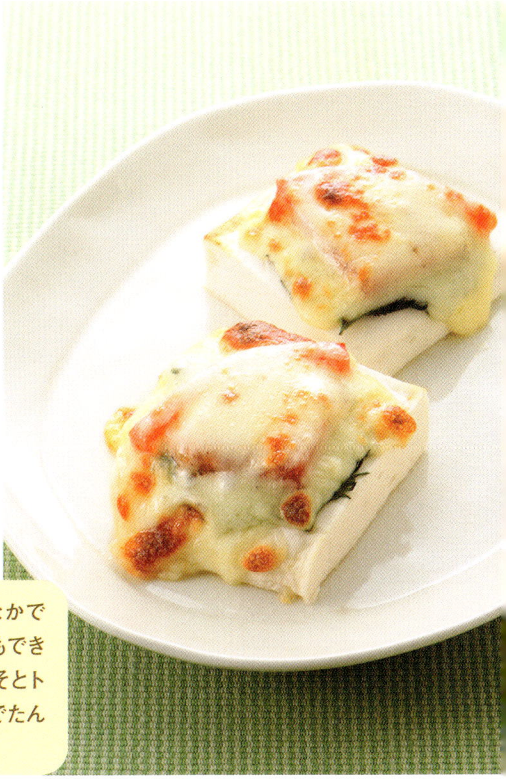

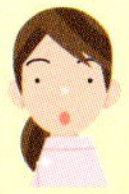

はんぺんは練り製品のなかでは消化がよく、冷凍保存もできる便利な食品です。青じそとトマトでアクセントをつけ、チーズでたんぱく質とカルシウムを補います。

おなかにやさしい 安心主菜〈肉・魚〉

肉や魚は良質なたんぱく質源です。退院直後で食欲のないときは牛肉や豚肉、青魚は敬遠しがちですが、調理法をくふうすれば食べやすくなります。少量しか食べられない時期は、保存のきく煮物が便利です。

つかえ感　下痢　貧血　乳糖不耐症　骨粗しょう症　口内炎

豚肉と野菜の豆乳シチュー

材料（作りやすい量／2人分）

豚ロース薄切り肉……80g
a［塩……少量
　こしょう……少量
玉ねぎ（くし形切り）……50g
にんじん（乱切り）……30g
じゃが芋（一口大に切る）……60g
サラダ油……小さじ1
b［水……¾カップ
　顆粒ブイヨン……小さじ½
豆乳（無調整）……1カップ
みそ……小さじ2
ブロッコリー（小房）……40g

1人分 229㎉
塩分1.2g／たんぱく質13.9g

1 豚肉は一口大に切り、aをふる。
2 なべに油を熱して豚肉をいため、色が変わったら玉ねぎ、にんじん、じゃが芋を加えてさっといため合わせる。
3 bを加えて煮立ったらアクをすくって火を弱め、ふたをしてを7〜8分煮る。
4 野菜に火が通ったら豆乳を加えて温め、みそをとき入れ、ゆでたブロッコリーを加える。

調理メモ

残りを温め直すときは弱火で。煮立てると豆乳が分離して口当たりが悪くなります。

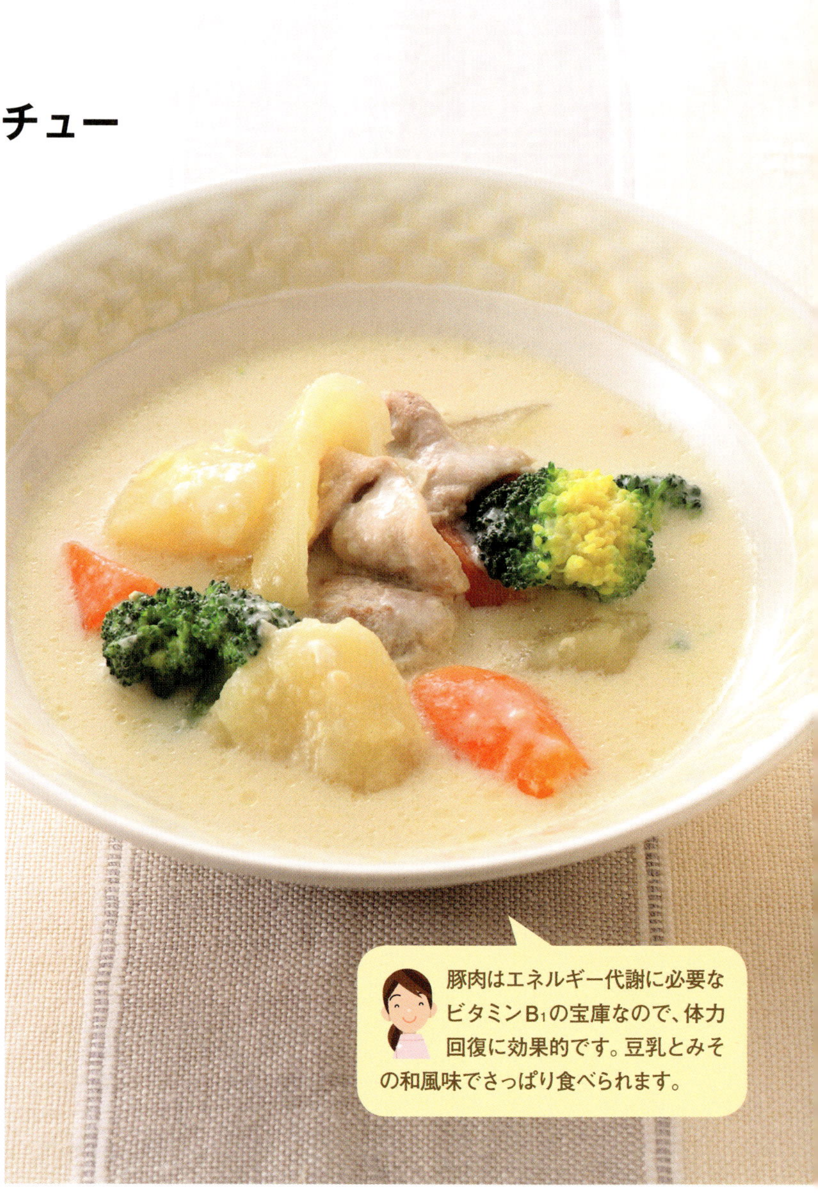

豚肉はエネルギー代謝に必要なビタミンB_1の宝庫なので、体力回復に効果的です。豆乳とみその和風味でさっぱり食べられます。

ダンピング症候群　食欲不振　味覚障害

白身魚の香草パン粉焼き

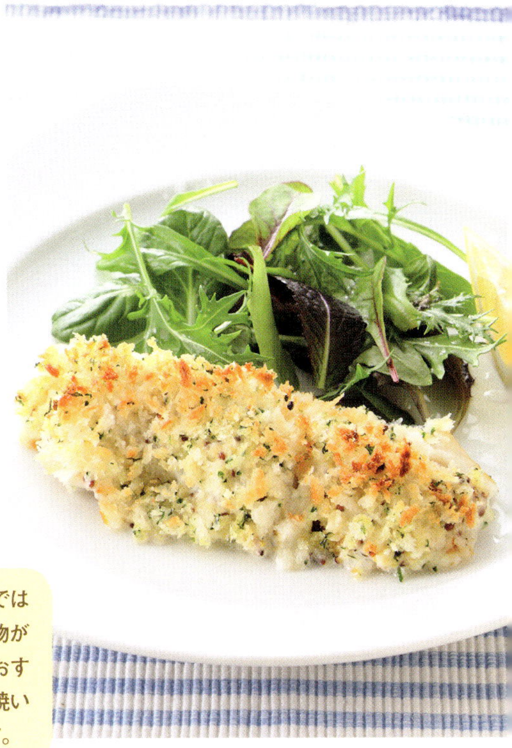

材料（1人分）

白身魚（生タラ）……小1切れ（70g）
塩……少量
こしょう……少量
a ┌粒マスタード……小さじ½
　└マヨネーズ……大さじ½
b ┌パン粉……大さじ1
　│にんにくのみじん切り……少量
　│パセリのみじん切り……小さじ½
　└オリーブ油……小さじ½
レモンのくし形切り……1切れ
ミックスリーフ……5g

1人分　140kcal
塩分0.7g／たんぱく質13.4g

1 白身魚は塩とこしょうをふって10分ほどおき、水けをふきとる。
2 オーブントースターの天板にアルミ箔を敷いて白身魚をのせ、混ぜ合わせたaを塗り、bをふる。
3 高温に熱したトースターで10～12分焼く。途中で焦げそうになったらアルミ箔をかぶせる。
4 器にミックスリーフを添えて3を盛り、レモンを添える。

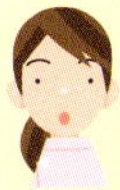
やわらかいものばかりでは食欲が湧かない、揚げ物が食べたいというときにおすすめ。マスタードや香味野菜、焼いた香ばしさが食欲を応援します。

ブリ大根

ダンピング症候群　骨粗しょう症

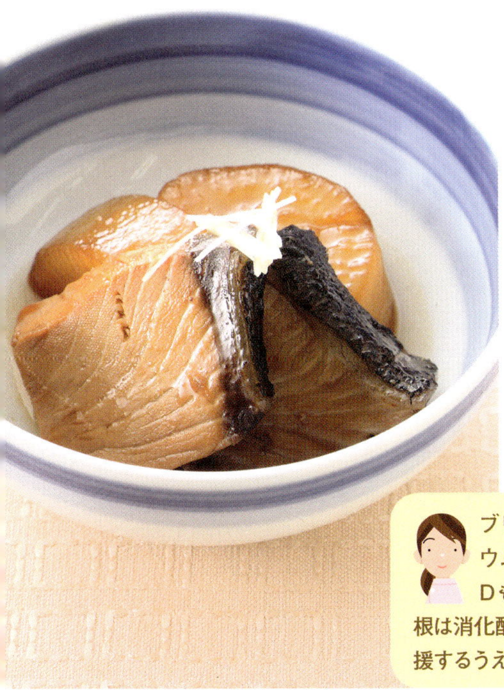

材料（作りやすい量／3人分）

ブリ……2切れ（160g）
大根……300g
しょうがの薄切り……1枚
水……½カップ
a ┌しょうゆ……小さじ4
　│砂糖……小さじ2
　│みりん……小さじ2
　└酒……大さじ2
針しょうが（しょうがのせん切り）……少量

1人分　175kcal
塩分1.2g／たんぱく質12.5g

1 ブリは一口大に切ってざるにのせ、熱湯を回しかけ、水けをふく。
2 大根は皮を厚めにむいて1.5cm幅の半月切りにする。耐熱皿に並べてラップをかけて電子レンジで4～5分加熱する。
3 なべに水とa、しょうがの薄切りを入れて火にかけ、1と2を入れる。煮立ったらアクを除いて火を弱める。クッキングシートに空気穴をあけてかぶせ、弱めの中火で10分煮、火を消して味をなじませる。
4 器に盛り、針しょうがを添える。

ブリはEPAに加えて、カルシウムの吸収に必要なビタミンDも豊富です。相性のよい大根は消化酵素が多く、術後の回復を応援するうえでも名コンビです。

保存メモ
残りはさましてから密閉容器に入れて冷蔵庫に。2～3日は持ちます。冷凍も可。その場合は汁けをきって冷凍用密閉ポリ袋に平らに並べましょう。

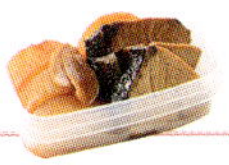

おなかにやさしい
安心副菜

野菜は火を通しても、生のままでも、どちらでもかまいません。細かく刻んだり、ミキサーにかけたほうがよいの？　と相談されますが、よくかんで少しずつ食べれば問題ありません。

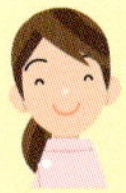

小松菜はビタミンやミネラルが多く、アクが少なくさっぱり食べられます。煮浸しには油揚げが定番ですが、たんぱく質が豊富で消化のよい湯葉も合います。

胸やけ　つかえ感
ダンピング症候群　もたれ感
貧血　乳糖不耐症

小松菜と湯葉の煮浸し

材料（作りやすい量／２人分）

小松菜……100g
生湯葉……40g
だし……2/5カップ
しょうゆ……大さじ1/2
みりん……小さじ1

1人分　61kcal／塩分0.7g／たんぱく質5.6g

1 小松菜は熱湯でさっとゆでて水にとってしぼり、3cm長さに切る。湯葉は一口大にちぎる。

2 なべにだしとしょうゆ、みりんを合わせて煮立て、**1**を入れてやわらかくなるまで煮、火を消して味をなじませる。

保存メモ
煮汁ごとさまして冷蔵庫に。3日は保存できます。

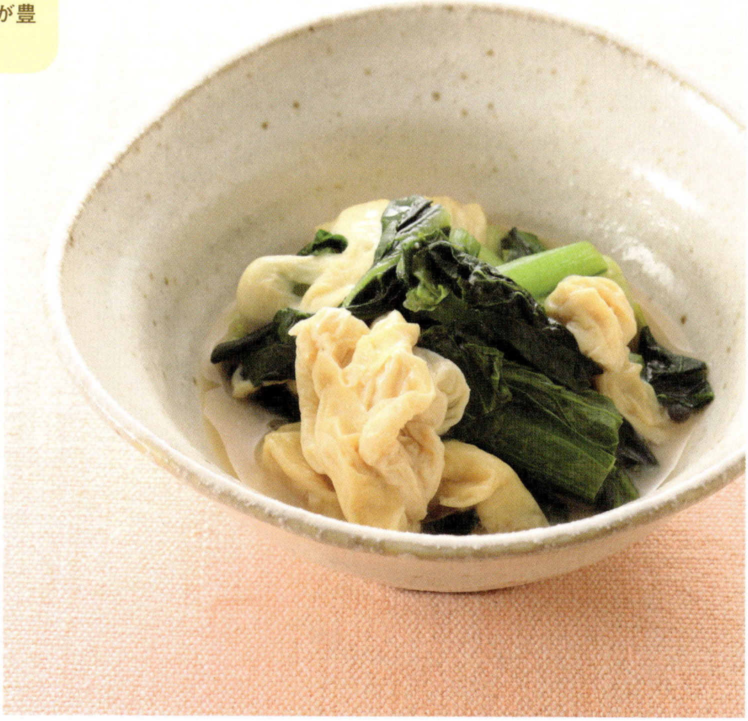

Column　家族と同じ料理を楽しみたいときは……

術後だからといつも自分だけ家族と違う料理を食べるのはさびしいものです。食欲があれば、家族と同じ料理を少しずつ楽しんでもかまいません。たとえば筑前煮なら、患者さんは里芋やにんじん、鶏肉を、家族はごぼうやれんこん、こんにゃくを中心に食べるようにすれば、家族といっしょに同じ料理を楽しめます。

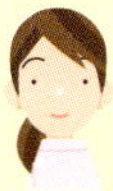

サクサクと歯ごたえがよく甘酸っぱいサラダは、食欲増進に最適です。りんごは整腸作用もあり、下痢気味のときのカリウム補給にも役立ちます。

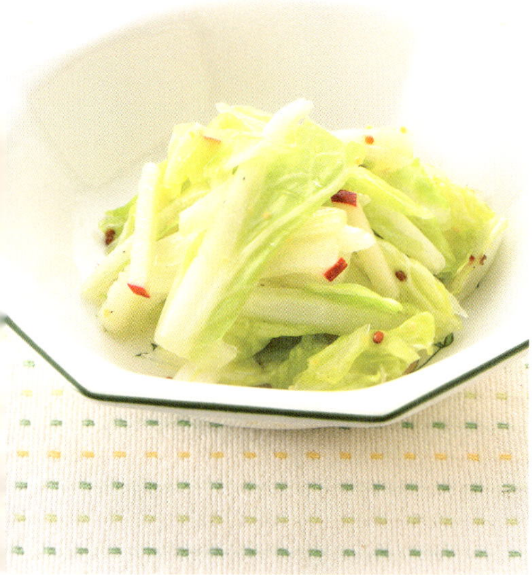

下痢　便秘　食欲不振　味覚障害

白菜とりんごのサラダ

材料（作りやすい量／3人分）

白菜……1枚（130g）
塩……ミニスプーン1
りんご……⅛個（40g）
a
オリーブ油……大さじ½
レモン汁……小さじ1
はちみつ……小さじ¼
粒マスタード……小さじ¼
塩……ミニスプーン1
こしょう……少量

1人分　36kcal
塩分0.4g／たんぱく質0.4g

1 白菜の芯は3㎝長さのせん切りに、葉は短冊切りにし、塩をふってしんなりしたら水けを絞る。
2 りんごは3㎝長さの拍子木切りにする。
3 ボールにaを合わせて1と2をあえ、5～10分おいて味をなじませる。

保存メモ
冷蔵庫で2～3日は持ちます。時間がたつと水けが出てしんなりし、漬け物代わりに楽しめます。

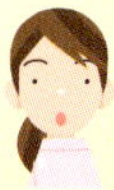

長芋は生食できますが、蒸し焼きにすると食感が変わり、香ばしさも加わって新鮮なおいしさ。サラダ油にくらべて酸化しにくく、抗酸化成分の豊富なオリーブ油で焼くのがおすすめです。

つかえ感　便秘

長芋の オリーブ油焼き

材料（1人分）

長芋の輪切り……3㎝（60g）
しょうゆ……小さじ½
オリーブ油……小さじ1
青のり粉……少量

1人分　78kcal
塩分0.4g／たんぱく質1.6g

1 長芋は皮をむき、厚みを3等分に切る。
2 フライパンにオリーブ油を熱し、1を並べて両面をこんがりと焼き、しょうゆをからめる。
3 器に盛り、青のり粉を散らす。

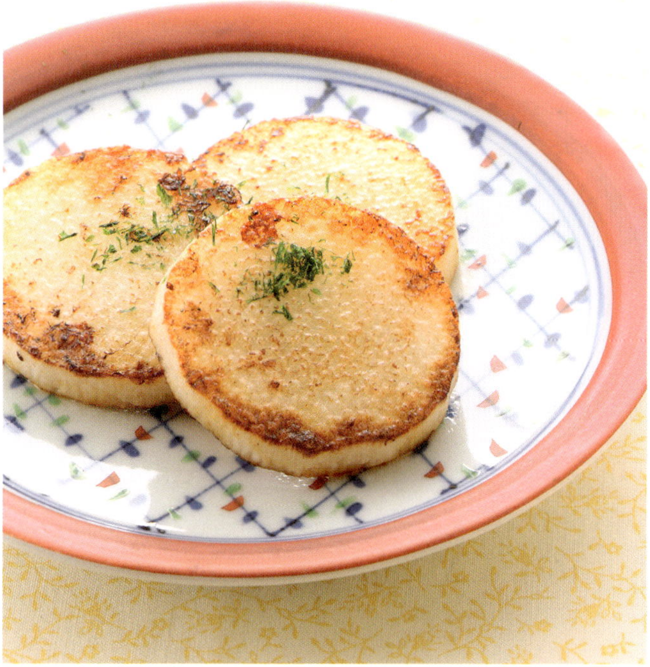

おなかにやさしい
安心汁物

汁物もおかずの一つ。水分だけで満腹しないよう、具だくさんに仕立てましょう。野菜を主役に、たんぱく質食品も加えると、うま味が増して食欲増進効果が期待できます。

胸やけ　つかえ感　下痢

エビのワンタンとほうれん草のスープ

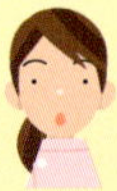

たんぱく質、ビタミン、ミネラルがそろってとれる栄養価の高い汁物。量を増やせば主菜代わりにもできます。

材料（作りやすい量／２人分）

むきエビ……………………………50g

a
- ねぎのみじん切り…………………２cm分（10g）
- かたくり粉……………小さじ½
- ごま油…………………小さじ½
- 塩…………………………………少量
- こしょう……………………………少量

ワンタンの皮………………………６枚

ほうれん草…………………………30g

b
- 水……………………1½カップ
- 鶏がらだしのもと…………………ミニスプーン1

塩………………………ミニスプーン1

こしょう……………………………少量

しょうゆ…………………小さじ½

1人分 74kcal／塩分1.1g／たんぱく質6.2g

1 エビは包丁でたたいてペースト状にし、ボールに入れてaを加えてよく混ぜ、６等分してワンタンの皮で包む。

2 ほうれん草は熱湯でゆでて水にとって絞り、３cm長さに切る。

3 なべにbを合わせて煮立て、**1**を入れて2〜3分、透き通るまで煮る。塩、こしょう、しょうゆで調味し、ほうれん草を加える。

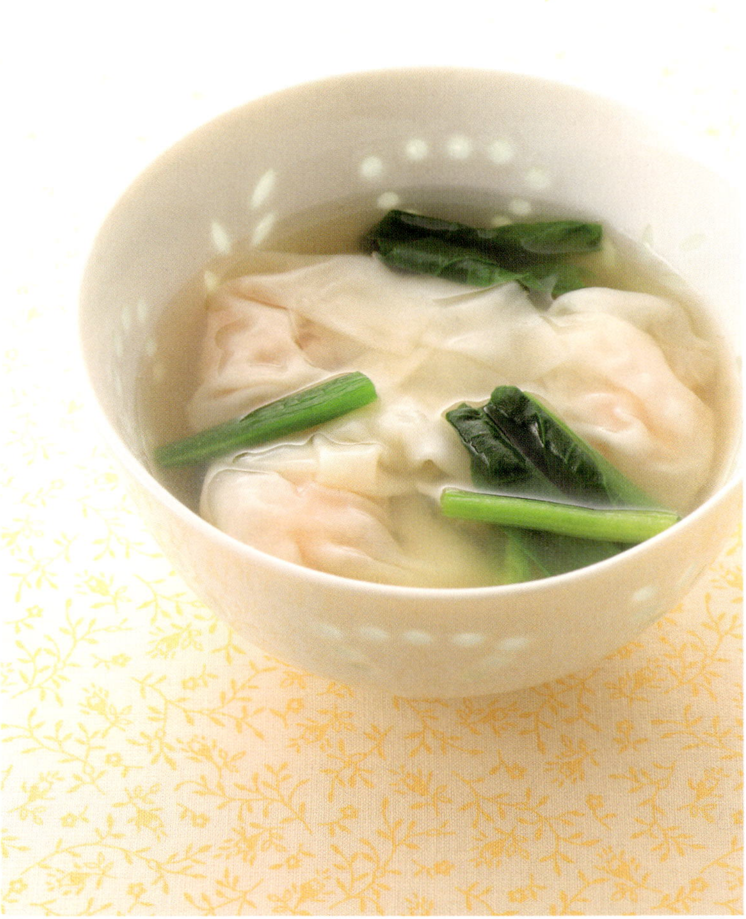

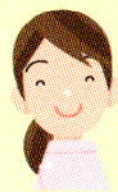

かぶのやさしい甘味と卵のうま味がいっぱいの汁物です。口当たりがよくても流し込まないよう、ゆっくりかみながらいただきましょう。

胸やけ　つかえ感
下痢　便秘

かぶのみぞれ入りかき玉汁

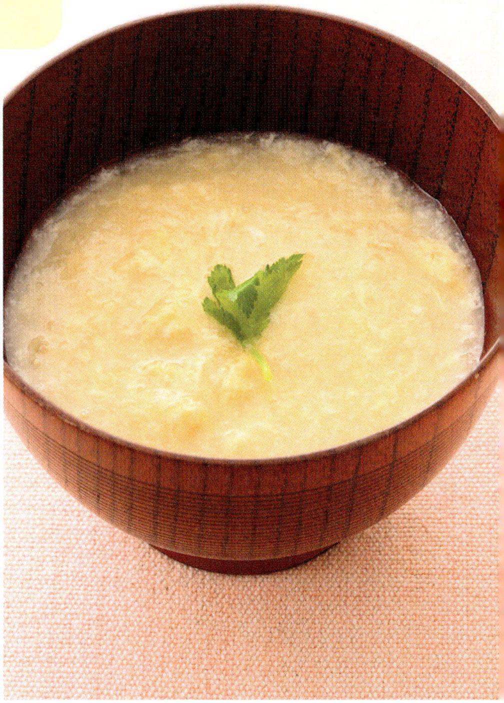

材料（1人分）

かぶ……1個（70g）
だし……½カップ
塩……ミニスプーン½強
しょうゆ……ミニスプーン1
水どきかたくり粉……小さじ1
とき卵……½個分
三つ葉の葉先……少量

1人分 64kcal
塩分1.0g／たんぱく質4.2g

1 かぶは皮をむいてすりおろす。
2 なべにだしを温め、1を入れてひと煮立ちさせ、塩としょうゆで味を調える。
3 水どきかたくり粉を流してとろみがつくまで煮、とき卵を回し入れて火を消す。
4 器に注ぎ、三つ葉をのせる。

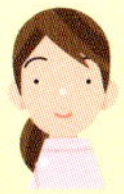

緑黄色野菜にハムとマカロニも入るので、食欲のないときはこれ1品だけでも食事になります。

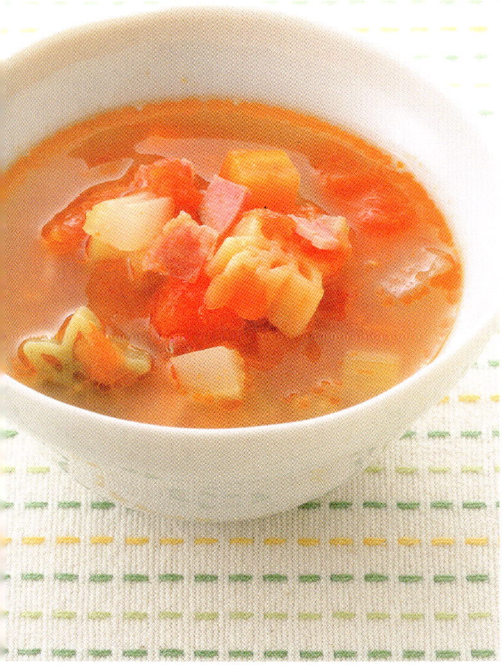

つかえ感　下痢　便秘

あっさりミネストローネ

材料（作りやすい量／2人分）

マカロニ（乾燥）……20g
ロースハム……1枚（16g）
玉ねぎ……⅛個（25g）
にんじん……20g
セロリ……20g
トマト……½個（100g）
にんにくの薄切り……1枚
オリーブ油……小さじ1
a［水……1½カップ
　 顆粒ブイヨン……小さじ¼
塩……小さじ¼
こしょう……少量

1人分 94kcal
塩分1.0g／たんぱく質3.3g

1 野菜とハムは1cm角に切る。
2 なべにオリーブ油とにんにくを入れて火にかけ、香りが立ったら、玉ねぎ、にんじん、セロリを入れてつやが出るまでいためる。ハムとトマトを加えてさっといため合わせ、aを加え、ふたをして3～4分煮る。
3 マカロニを加えてやわらかくなるまで煮、塩とこしょうで味を調える。

保存メモ
このスープは温め直してもおいしいので、残ったら冷蔵庫で保存しても。3日は持ちます。

おなかにやさしい 安心間食

間食は、3食でとりきれない栄養を補うとともに、体のリズムを調える役割も担います。食べやすいものでかまいませんが、栄養価を意識できるとよりよいです。食べる時間や回数は体調に合わせて調整しましょう。

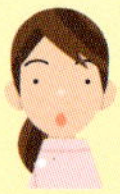

にんじんで抗酸化作用のあるカロテン、チーズでたんぱく質とカルシウムも補給できます。具なしのホットケーキに比べてダンピング症候群のリスクも低下します。

ダンピング症候群　乳糖不耐症　骨粗しょう症

にんじんとチーズのホットケーキ

材料（作りやすい量／2人分）

にんじんのすりおろし…………50g
とき卵…………………………½個分
牛乳……………………………¼カップ
プロセスチーズ（8㎜角切り）‥20g
ホットケーキミックス…………100g
バター…………………………小さじ½

1人分 272kcal
塩分0.9g／たんぱく質8.8g

1 ボールに、にんじん、とき卵、牛乳を合わせて泡立て器で混ぜ合わせ、チーズとホットケーキミックスを加えてなめらかに混ぜ合わせる。

2 フッ素樹脂加工のフライパンを熱し、バターをとかして**1**を¼量ずつ直径5㎝ぐらいに丸く流し、両面をきつね色に焼く。

保存メモ
焼き上がったホットケーキは冷蔵庫でも数日は持ちますが、冷凍保存もできます。

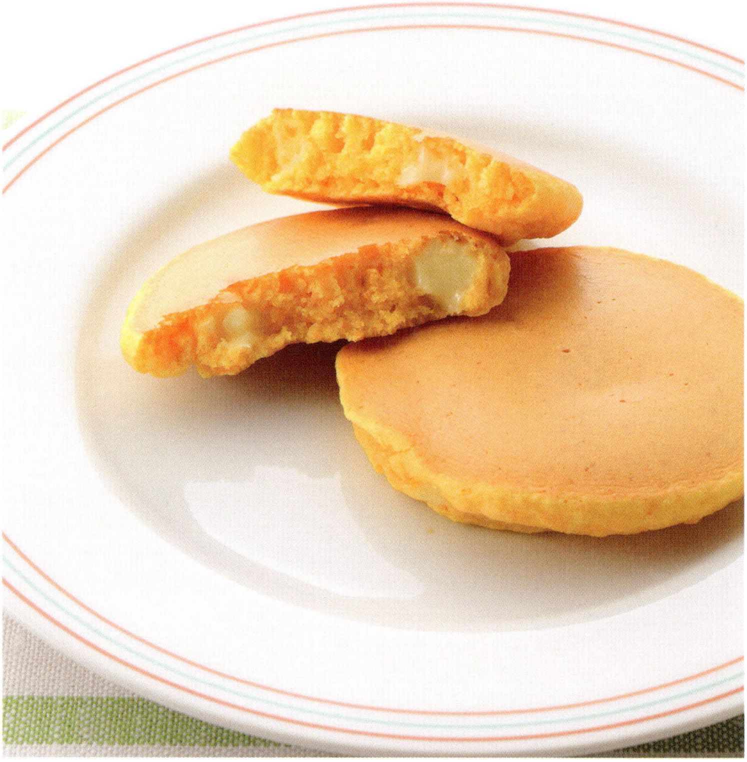

Column　血糖値が心配だけど、甘いものは食べてもいいの？

手術の影響で術後すぐは血糖値が不安定になりやすいです。とはいえ食事量が少ないうちは、とり入れる糖の量も少ないので、術後3か月くらいまでは神経質にならなくてもだいじょうぶです。

ただし、もともと糖尿病で、血糖コントロールが悪かったかたは、チーズなど甘くない間食がおすすめです。

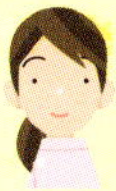

牛乳に生クリームを加えてコクとエネルギーをプラス。ゼラチンを控えてゆるめに固めるので、のどごしなめらか。レモンのほのかな酸味とミントの香りが食欲をすすめてくれます。

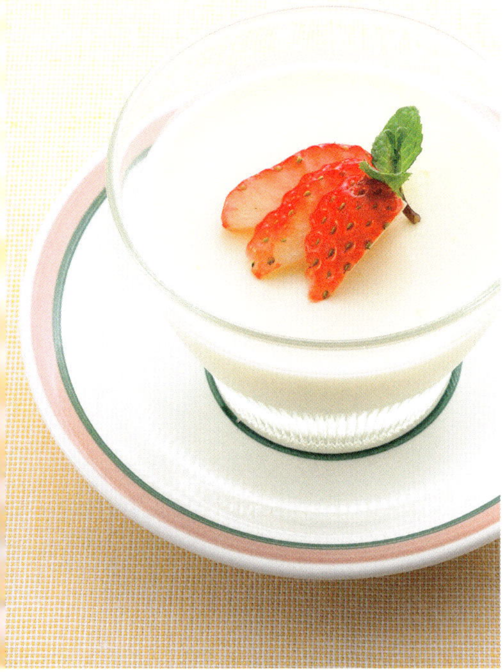

胸やけ　つかえ感　ダンピング症候群　骨粗しょう症　食欲不振

とろとろ牛乳かん

材料（4個分）

- 牛乳……1¼カップ
- 砂糖……40g
- 粉ゼラチン（ふやかさないタイプ）……5g
- 生クリーム……½カップ
- レモン汁……小さじ2
- 飾り用（1個分）
  - いちご……½個（5g）
  - ミント……少量

1個分　200kcal
塩分0.1g／たんぱく質3.5g

1 なべに牛乳、砂糖を入れて火にかけ、煮立つ直前に火から下ろし、ゼラチンをふり入れてとかす。生クリームを加え、万能こし器でこす。

2 1のなべ底に氷水をあて、まんべんなく混ぜながら冷やし、とろみがついてきたら器に注ぎ、冷蔵庫で冷やし固める。

3 いちごを薄切りにしてのせ、ミントを飾る。

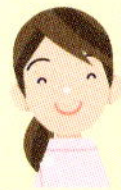

ビタミンとミネラルの補給に加え、腸内環境を調える水溶性食物繊維、ヨーグルト、オリゴ糖も勢ぞろい。一口ずつかみながら、ゆっくりと飲み下してください。

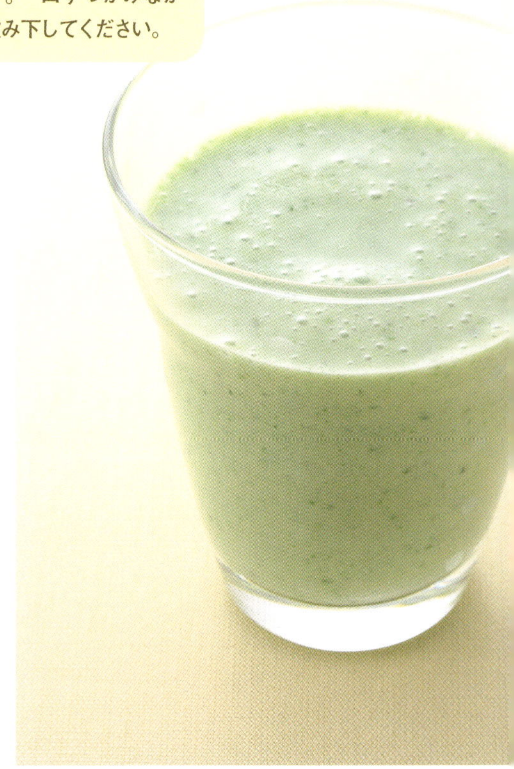

胸やけ　つかえ感　もたれ感　便秘

グリーンスムージー

材料（作りやすい量／2人分）

- 小松菜……1株（30g）
- バナナ……1本（100g）
- a
  - レモン汁……大さじ½
  - プレーンヨーグルト……¾カップ
  - オリゴ糖シロップ……大さじ1

1人分　112kcal
塩分0.1g／たんぱく質3.6g

小松菜はよく洗ってざく切りにする。皮をむいたバナナとともにミキサーに入れ、aを加えて撹拌し、グラスに注ぐ。

調理メモ

ミキサーで作る場合、1人分の分量だと撹拌しにくいことがあるので、2人分で表示しました。スムージーは時間をおくと色が悪くなり、ビタミンCなども失われるので、残りは家族などに飲んでもらってください。

栄養食品を使った
簡単デザート

体重減少が気になるときは、栄養食品を利用するのも方法です。ただ、甘味の強いものが多いので、甘いものが苦手なかたは1パック食べきるのはむずかしいかもしれません。そんなときは少量ずつ、デザートに加えてみましょう。

ダンピング症候群　骨粗しょう症　食欲不振

ハニークリームチーズのクラッカー添え

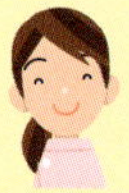

栄養食品はストロベリー味でも合います。ハニークリームチーズは冷蔵庫で2～3日は持つので、少量ずつ食べるのに重宝です。

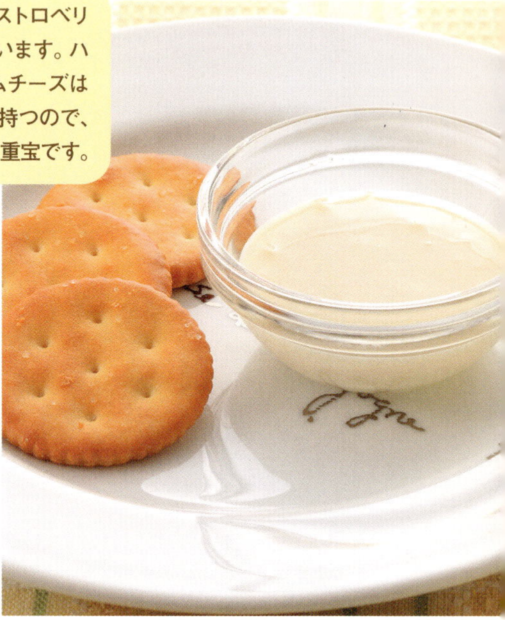

材料（作りやすい量／2人分）

ハニークリームチーズ
- クリームチーズ……30g
- はちみつ……5g
- テルミール2.0αバニラ味（商品名）……小さじ1

クラッカー……1人分3枚（10g）

1人分　116kcal
塩分0.2g／たんぱく質2.1g

1 クリームチーズは耐熱ボールに入れてラップをかけて電子レンジで10秒ほど加熱してやわらかくし、泡立て器で撹拌してなめらかになったら、はちみつとテルミール2.0α（商品名）を加えて混ぜ、器に盛る。

2 クラッカーを添えていただく。

調理メモ

トーストやウエハース、せんべいにも合います。

Column　このページで使った栄養食品

テルミール2.0α バニラ味
（テルモ株式会社）

1mℓあたり2kcal、1パック（200mℓ）400kcalと少量でエネルギーが効率よくとれるドリンクタイプの栄養食品です。たんぱく質、炭水化物、脂質もバランスよく含まれており、ビタミンとミネラルは、3パックで1日の食事摂取基準量がとれます。ストロベリー味もあります。

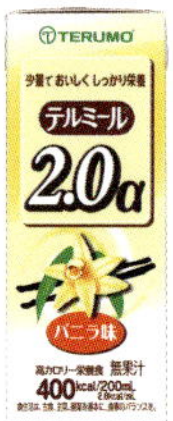

明治メイバランスMini キャラメル味
（株式会社 明治）

1本125mℓで200kcal。たんぱく質は牛乳の約1.7倍の7.5g、食物繊維はバナナ約2本分の2.5g、ビタミンは11種類、ミネラルは10種類含まれています。キャラメル味のほか、コーヒー、ヨーグルト、バナナ、ストロベリー、コーンスープ、チョコレート、抹茶と8種類の味がそろっています。

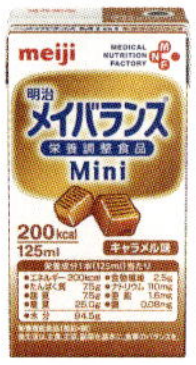

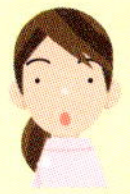

栄養食品の甘味を生かしてお汁粉に仕立てます。ただし、あんの量は控えめに、もちの代わりに麸を浮かせます。暑い季節は冷やし汁粉もおすすめです。

胸やけ　つかえ感　食欲不振

お汁粉白玉麸添え

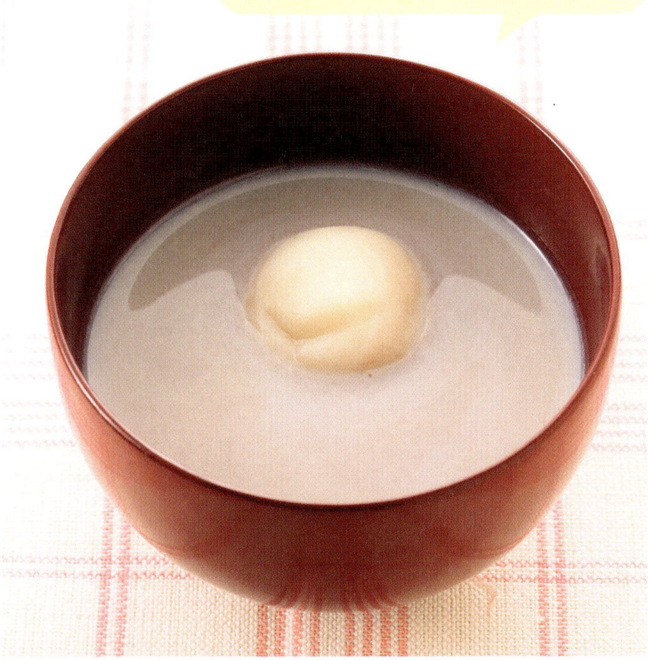

材料（1人分）

テルミール2.0α バニラ味（商品名）……⅓パック（62.5㎖）
こしあん（市販品）……20g
塩……少量
白玉麸（乾燥）……1個

1人分 **179㎉**
塩分**0.4g**／たんぱく質**5.7g**

1 白玉麸はぬるま湯にしばらくつけてもどし、全体がしんなりしたら水けを絞る。
2 耐熱容器にテルミール2.0α（商品名）を入れてこしあんと塩を加えてよく混ぜ、電子レンジで1分～1分30秒加熱する。
3 器に盛り、白玉麸を浮かべる。

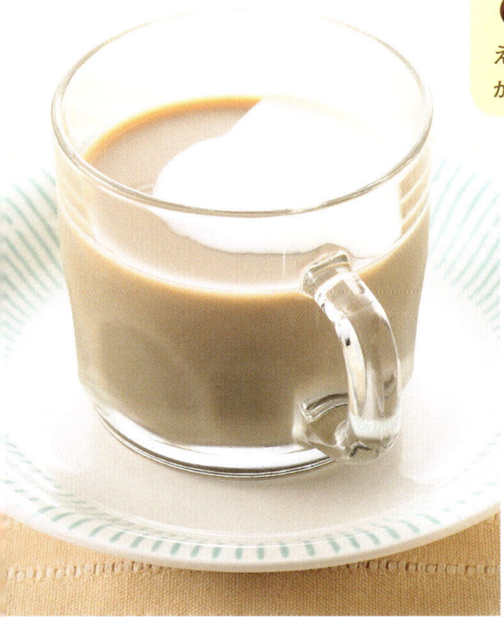

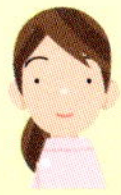

キャラメル味と相性のよいコーヒーの苦味と生クリームを加えて、栄養食品の甘味を抑えました。つるんとしたゼリーの食感が食欲を応援します。

胸やけ　つかえ感　食欲不振　口内炎

キャラメルコーヒーゼリー

材料（2個分）

明治メイバランスMini キャラメル味（商品名）……1本（125㎖）
コーヒー（無糖）……½カップ
粉ゼラチン（ふやかさないタイプ）……2.5g
生クリーム……小さじ2

1個分 **130㎉**
塩分**0.2g**／たんぱく質**5.2g**

1 なべに明治メイバランスMini（商品名）とコーヒーを入れて火にかけ、煮立ったら火から下ろしてゼラチンをふり入れてとかす。
2 あら熱がとれたら器2個に注ぎ、冷蔵庫で冷やし固め、それぞれ生クリームをかける。

体重を減らさない
栄養価アップメニュー

体重が少しも増えない、だんだん減っていく、というようなときにおすすめしたい栄養機能性食品がニュートリーコンク（商品名）です。料理に混ぜて使うため活用範囲が広く、無理なく栄養を補うことができます。がん研有明病院の患者さんにも好評のメニューをご紹介します。

ダンピング症候群　食欲不振

サンマの有馬煮

材料（作りやすい量／４人分）

サンマ……………２尾（正味210g）

a
- しょうゆ…………………大さじ1
- 砂糖・みりん………… 各小さじ1
- 酒…………………………大さじ1
- 酢………………………… 小さじ2
- 水…………………………½カップ
- だし昆布（3×3cm）……… 1枚

しょうがのせん切り… 薄切り2枚分

実ざんしょうのつくだ煮 …大さじ1

ニュートリーコンク（商品名）
……………………………… 大さじ3

1人分 **201kcal**
塩分**1.1g**／たんぱく質**11.1g**

1 サンマは頭を落として3cm長さの筒切りにし、内臓を除いて流水できれいに洗い、水けをふく。

2 なべにaを合わせて温め、サンマを並べてしょうがと実ざんしょうを加える。煮立ったらアクをすくって空気穴をあけたアルミ箔を落としぶた代わりにかぶせる。再び煮立ったら弱めの中火で10分煮る。

3 最後にニュートリーコンク（商品名）を加え、汁けが少し残るぐらいまで煮詰める。

調理メモ

煮詰めすぎるとニュートリーコンクが固まってしまうので、汁が大さじ2〜3残っているところで火を消してください。

保存メモ

残りは密閉容器に煮汁ごと入れて冷蔵庫へ。3〜4日は持ちます。
冷凍保存もできます。

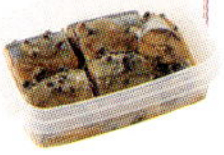

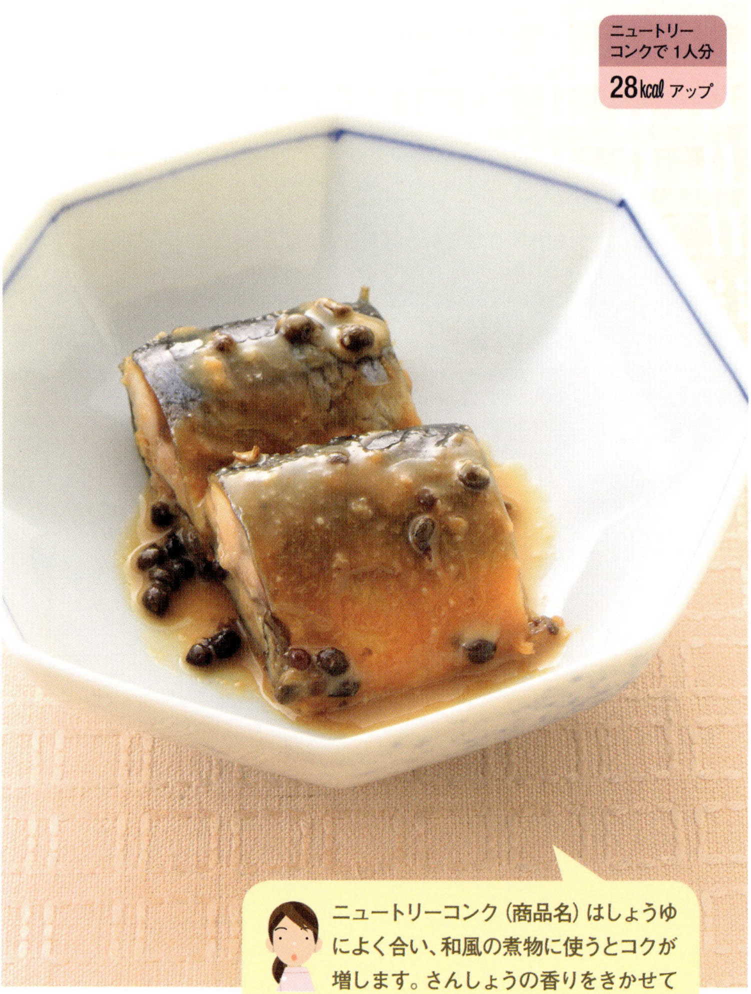

ニュートリーコンクで1人分
28kcal アップ

ニュートリーコンク（商品名）はしょうゆによく合い、和風の煮物に使うとコクが増します。さんしょうの香りをきかせて酢を隠し味に入れた有馬煮は、サンマのくせが消えてさめてもおいしく、常備菜になります。

ニュートリーコンクで1人分
19kcalアップ

ニュートリーコンク（商品名）の粘りけと甘味は、みそとなじみやすく、みその香りが独得のミルク臭をやわらげてくれます。

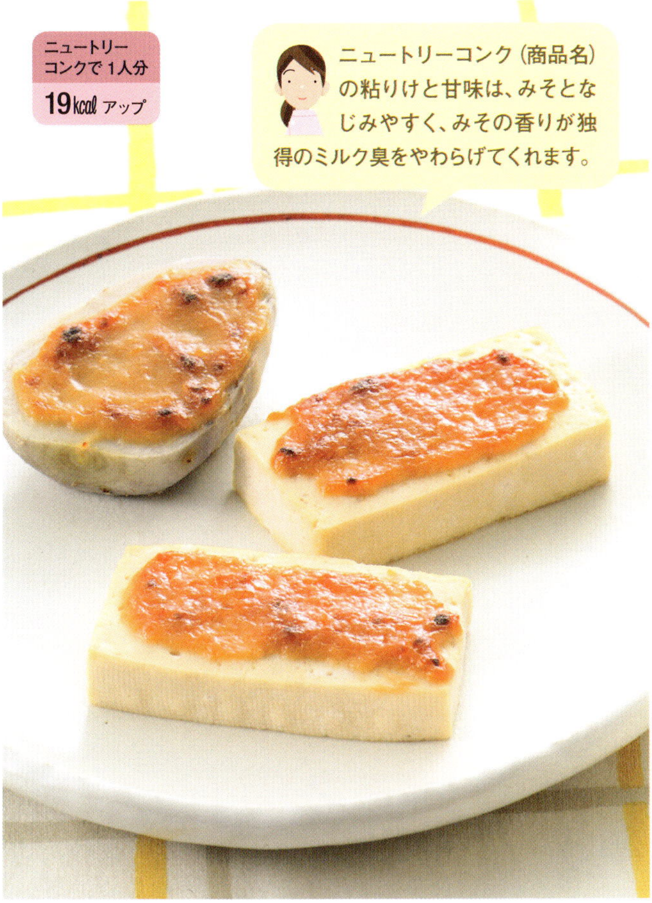

ダンピング症候群　食欲不振　味覚障害

豆腐と里芋のみそ田楽

材料（作りやすい量／2人分）

もめん豆腐……160g
里芋……大1個（皮つきで100g）

a
- みそ……大さじ1
- ニュートリーコンク（商品名）……大さじ1
- はちみつ……小さじ1/4
- 酒……小さじ1

1人分 121kcal／塩分1.2g／たんぱく質7.7g

1 豆腐はキッチンペーパーに包んでしばらくおき、120g前後になるまで水けをきり、1cm厚さくらいに4つに切り分ける。
2 里芋は皮つきのまま洗ってラップに包み、電子レンジで2〜3分加熱する。あら熱がとれたら皮をむき、縦半分に切る。
3 なべにaを合わせて練り、火にかけてとろりとするまで煮詰める。
4 オーブントースターの天板にアルミ箔を敷き、**1**と**2**を切り目を上に向けて並べる。**3**を塗り、5〜7分、こんがりと焼き色がつくまで焼く。

栄養価アップにおすすめ
ニュートリーコンク（ニュートリー株式会社）

1mℓあたり2.5kcalと少量で高エネルギー。たんぱく質、ビタミン、ミネラルもバランスよく補給できます。

軽い粘りけとまろやかな甘味のあるソース状の食品です。ミルク臭に近いにおいがあるので、ババロアやプリン、アイスクリームなどの乳製品を使ったデザートによく合います。

また、みそやマヨネーズ、トマトケチャップ、クリームソースにもよく合います。粘りけを生かして、ハンバーグや肉団子、ロールキャベツなどひき肉料理のつなぎに使うのも手です。

なお、スープや煮込み料理で、ミルク臭が気になるときは、ローリエを加えるとカバーできます。

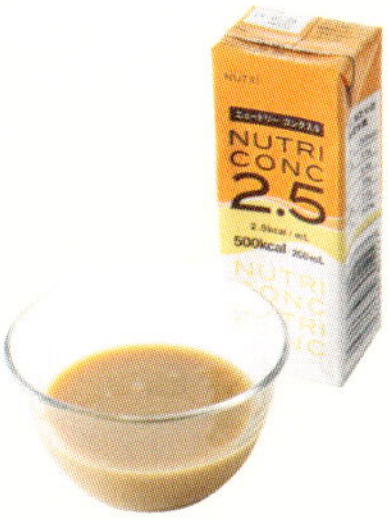

20mℓあたりの栄養価

エネルギー	50kcal
たんぱく質	1.6g
カルシウム	52mg
鉄	0.3mg
亜鉛	0.6mg
ビタミンB_1	0.1mg
ビタミンB_2	0.1mg
葉酸	15μg
ビタミンC	7mg

乳糖不耐症　骨粗しょう症　食欲不振

じゃが芋とトマトのチーズ焼き

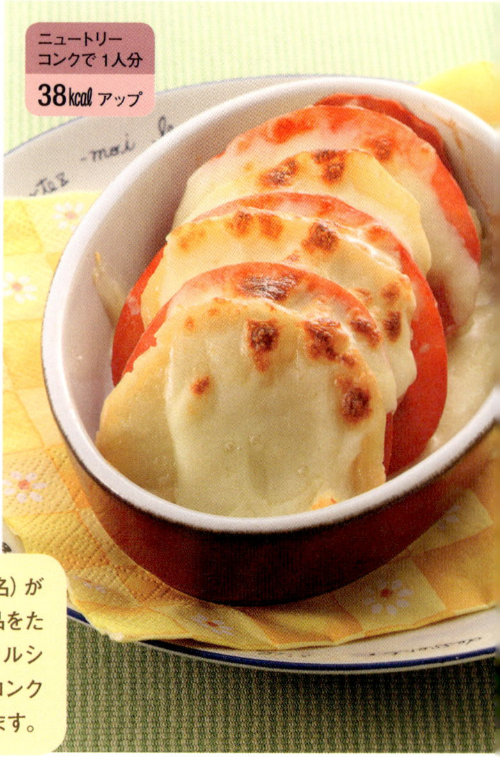
ニュートリーコンクで1人分
38kcalアップ

材料（作りやすい量／2人分）
じゃが芋…………1個（100g）
a ニュートリーコンク（商品名）………大さじ2
a 牛乳…………………大さじ2
a 塩………… ミニスプーン½
a こしょう……………… 少量
トマト………… 小1個（100g）
ミックスチーズ（グラタン用）…………………………30g

1人分 147kcal
塩分0.6g／たんぱく質6.8g

1 じゃが芋は1cm厚さの輪切りにして小なべに入れ、aを加えてふたをして火にかけ、煮立ったら弱火にして汁けがなくなるまで煮る。
2 トマトは1cm厚さに切る。
3 耐熱皿に、じゃが芋とトマトを交互に重ねて盛り、ミックスチーズを散らす。高温に温めたトースターで7～8分、焼き色がつくまで焼く。

調理メモ
じゃが芋をかぼちゃ、にんじん、長芋、カリフラワーに代えてもよく合います。

ニュートリーコンク（商品名）がもっとも相性のよい乳製品をたっぷり使った1品です。カルシウムが豊富なうえ、ニュートリーコンクを加えることで、約40kcalアップします。

Column 作りおきにおすすめのミートソース

材料（でき上がり550g）
牛豚ひき肉…………………200g
玉ねぎ（みじん切り）…・½個（100g）
にんじん（みじん切り）……50g
a にんにく（みじん切り）…・½かけ
a オリーブ油………… 大さじ1
トマトの水煮缶………………… 大½缶（200g）
赤ワイン………………大さじ2
b 顆粒ブイヨン…… 小さじ⅙
b ニュートリーコンク（商品名）………………大さじ3
塩………………………小さじ1
こしょう……………………少量

全量で 776kcal
塩分5.6g／たんぱく質44.9g

1 なべにaを入れて弱火にかけ、香りが立ったら玉ねぎとにんじんを加え、しんなりするまでいためる。
2 ひき肉を加えてポロポロになるまでいため、赤ワインを加えてアルコール分を飛ばす。トマトを手でつぶして缶汁ごと加え、bを加えてふたをし、とろりとするまで15～20分煮込む。塩とこしょうで味を調える。

ニュートリーコンクはトマト味とも相性がよく、とろみがつくので、口当たりなめらかなミートソースになります。ミートソースは冷凍ができ、幅広く使えるので、作りおきに最適です。

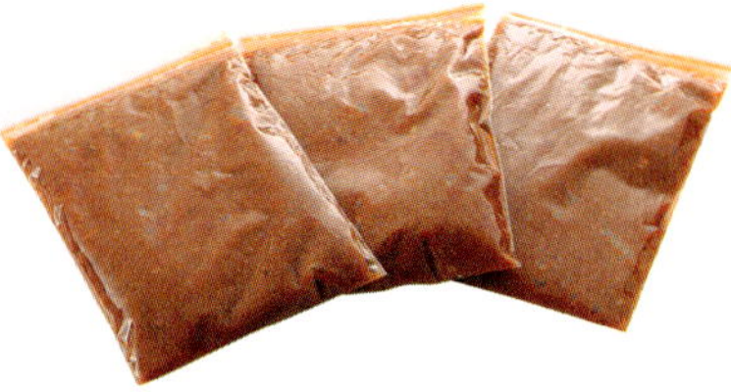

保存メモ
よくさましてから1食分ずつ、冷凍用密閉ポリ袋に詰めて冷凍庫に。2～3週間は持ちます。パスタソースにはもちろん、トーストやゆでた野菜にかけたり、グラタンソースにもおすすめ。

つかえ感　骨粗しょう症　食欲不振

スイートパンプキン

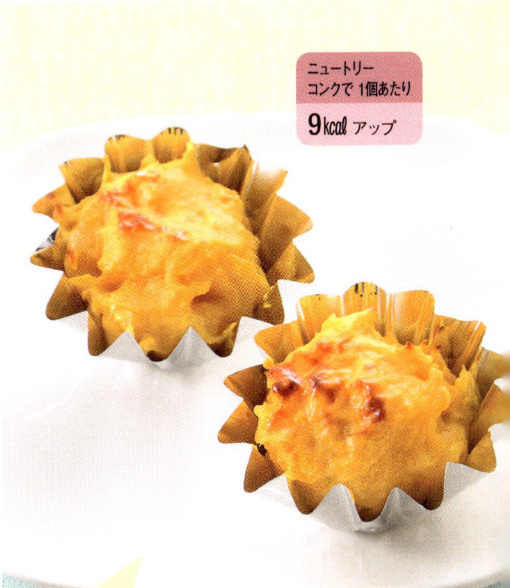
ニュートリーコンクで 1個あたり
9kcal アップ

材料（アルミカップ6個分）
かぼちゃ（皮をむいて）…… 200g
a
- 卵黄 …… 小さじ2
- 砂糖 …… 大さじ1
- バター …… 小さじ2
- ニュートリーコンク（商品名）…… 大さじ1½
- 塩 …… 少量

卵黄（卵黄1個からaの小さじ2を使った残り）…… 少量

1個分　62kcal
塩分0.1g／たんぱく質1.2g

保存メモ
冷凍保存できます。カップに入ったまま冷凍用密閉ポリ袋に入れて冷凍庫に。

1 かぼちゃは一口大に切って耐熱皿にのせ、ラップをして電子レンジで2分加熱する。
2 熱いうちにつぶし、ボールに入れてaを加えてよく混ぜる。
3 アルミカップ6個に**2**を分けて詰め、表面に卵黄を塗り、温めたトースターで7～8分、焼き色がつくまで焼く。

調理メモ
作り方**2**で混ぜてみてかたいようなら、ニュートリーコンクを少しずつ大さじ½まで増やしていきます。

カロテンの豊富なかぼちゃをスイートポテト風に焼きます。かぼちゃも粉っぽいとつかえ感やもたれ感を起こしますが、ニュートリーコンク（商品名）を加えるととろりとなめらかに通過してくれます。

ニュートリーコンクはヨーグルトとも相性がよく、凍らせるとさっぱりと食べられ、食欲のないときの栄養補給に絶好です。甘味をオリゴ糖シロップでつければ、腸内環境の改善にも効果的です。

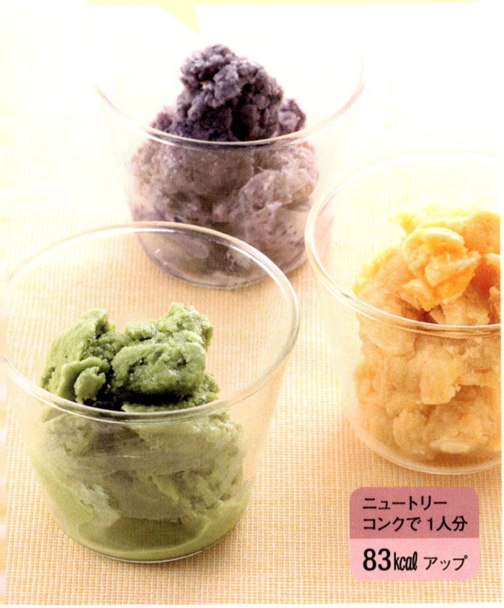
ニュートリーコンクで 1人分
83kcal アップ

胸やけ　つかえ感　乳糖不耐症　骨粗しょう症　食欲不振

フローズンコンクヨーグルト

ブルーベリー味

材料（作りやすい量／6人分）
ニュートリーコンク（商品名）…… 200ml
プレーンヨーグルト …… ½カップ
冷凍ブルーベリー …… 100g

1人分　102kcal／塩分0.2g／たんぱく質3.4g

材料をすべて冷凍用密閉ポリ袋に合わせてよく混ぜ、冷凍庫に入れる。1時間おきに、手でもみながら冷やし固める。

マンゴー味

材料（作りやすい量／6人分）
ニュートリーコンク（商品名）…… 200ml
プレーンヨーグルト …… ½カップ
冷凍マンゴー …… 100g

1人分　105kcal／塩分0.2g／たんぱく質3.4g

ブルーベリー味と同様に作る。

抹茶味

材料（作りやすい量／6人分）
ニュートリーコンク（商品名）…… 200ml
プレーンヨーグルト …… 1カップ
抹茶 …… 小さじ2
オリゴ糖シロップ …… 大さじ1

1人分　113kcal／塩分0.2g／たんぱく質4.2g

ボールに抹茶を入れてニュートリーコンクを少量ずつ加えて練り混ぜながら抹茶をとかし、ヨーグルトとオリゴ糖シロップを加えてさらによく混ぜる。ブルーベリー味と同様に冷やし固める。

調理メモ
冷凍ブルーベリーを冷凍いちごや冷凍ラズベリーに、抹茶をインスタントコーヒーに代えてもおいしい。

化学療法を受けたときの食事アドバイス

化学療法を受けるとほとんどの場合、副作用から食事がとりにくくなりますが、治療を続けるためには副作用とじょうずにつき合うくふうが必要です。患者さんから寄せられる相談の多い症状について、対策のポイントとおすすめメニューを紹介します。

食欲不振（食思不振）のとき

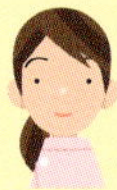

食欲がないときは栄養のバランスにこだわらず、食べたいときに、食べられそうな料理を選んで少なめにとりましょう。のど越しのよいさっぱりとした味がよいかと思えば、味の濃いものが食べやすいときもあります。長く続くわけではないので、そのときどきの自然の欲求に従ってかまいません。

〈 おすすめ料理 〉

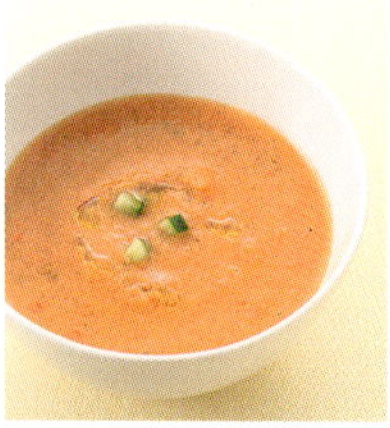

あっさりガスパチョ(30ページ)

トマトの甘酸っぱさでさっぱり食べられます。野菜料理がとれないときのビタミン補給にもなります。

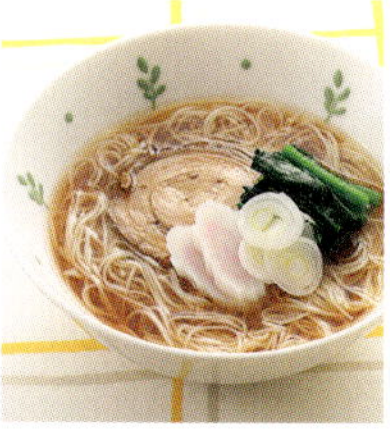

そうめんのラーメン仕立て(76ページ)

ラーメンスープの独得のうま味は、食欲不振の特効薬になります。ただし、めんは消化のよいそうめんにします。

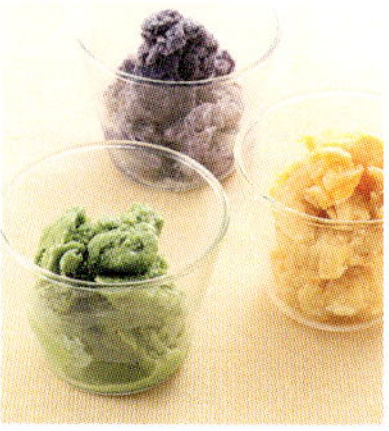

フローズンコンクヨーグルト（55ページ）

冷たく一口サイズでいろいろな味があり、ニュートリーコンク（商品名）入りなので栄養価は充分。なにもほしくないときの栄養補給に絶好です。

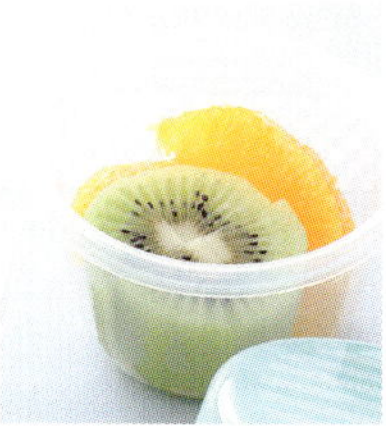

果物盛り合わせ（96ページ）

なにもほしくないときも、果物なら食べられるということが少なくありません。食欲がよみがえってくるかもしれません。

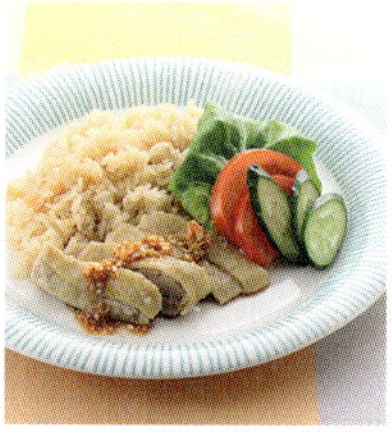

シンガポール風チキンライス(83ページ)

これだけ食べれば、エネルギーとたんぱく質は確保できます。ごはんを小さめのおにぎりにして食べられるときにどうぞ。

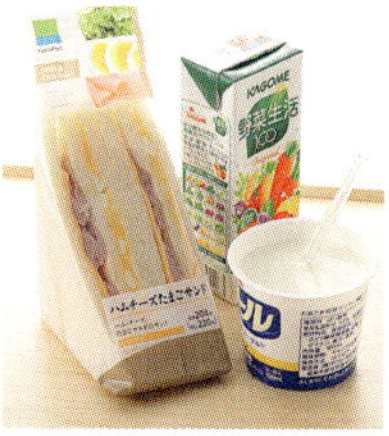

サンドイッチ＋野菜ジュース(84ページ)

食欲のないときは調理するのもつらいものです。無理をせず市販品を活用しましょう。おにぎりもおすすめです。

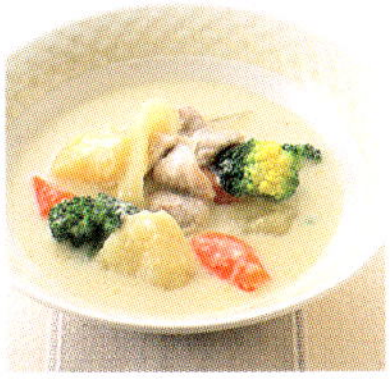

豚肉と野菜の豆乳シチュー(42ページ)

クリームのやさしいのど越しで肉や野菜がバランスよくとれます。かみにくい場合はミキサーにかけてポタージュに仕立てても。

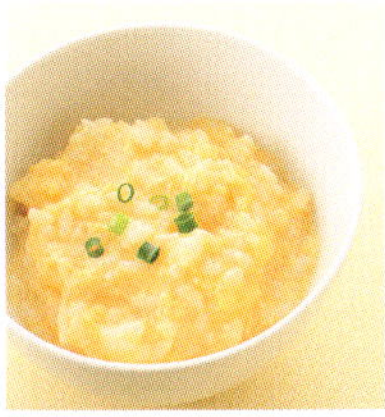

ふんわり卵雑炊(28ページ)

たんぱく質とエネルギーが一度にとれます。かみにくいようなら、ごはんをさらにやわらかく煮ておかゆにしてから卵を加えましょう。

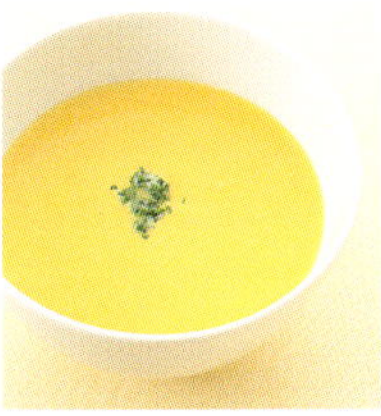

かぼちゃのポタージュ(29ページ)

粘膜の補修に必要なビタミンAが豊富で、エネルギー源にもなります。

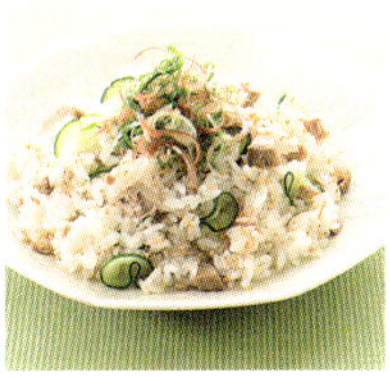

カツオの簡単ちらしずし(90ページ) 症状 ❶❷❸

カツオは味蕾細胞の代謝を促す亜鉛が多く、うま味満点。酢めしでさっぱり食べられます。

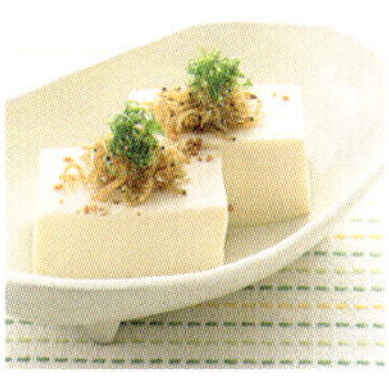

冷ややっこのカリカリじゃこ添え(87ページ) 症状 ❶❸

冷ややっこは味覚障害の特効薬。じゃこの香ばしさとしその香りに、七味とうがらしや梅干しなど、好きな味を加えましょう。

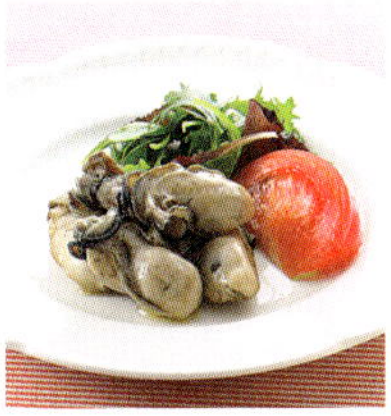

カキのオイル煮(67ページ) 症状 ❷❸

カキは亜鉛もたんぱく質も豊富。オイル煮は冷たくして食べられるので、においも気になりません。

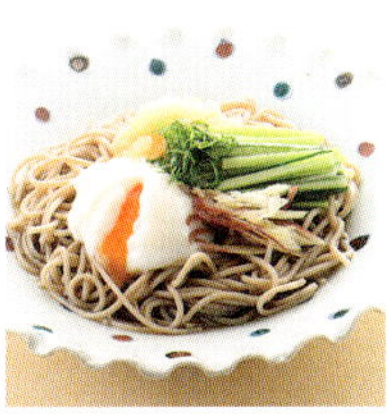

冷やしおろしそばの温泉卵添え(77ページ) 症状 ❸

だしのにおいが不快なときにおすすめ。大根おろしでさっぱり食べられ、温泉卵でたんぱく質と亜鉛もとれます。

口内炎のあるとき

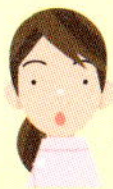

口内炎があるときは、酸味や辛味などの刺激物を避け、うす味の水分の多い食事にしましょう。固形の食べ物はやわらかく煮たり、小さく刻む、とろみをつけるなど、飲み込みやすくくふうします。口内乾燥があると症状が悪化します。食事以外の水分補給も多めに行ないましょう。

〈 おすすめ料理 〉

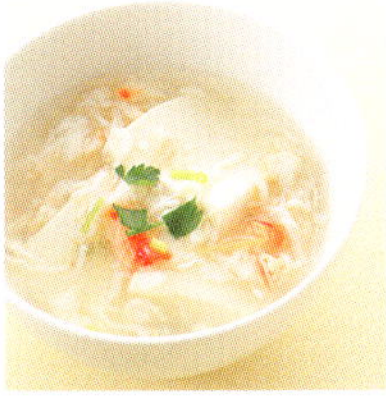

豆腐とカニの中国風くず煮(29ページ)

豆腐は口内炎にやさしいたんぱく質食品です。くずあんのとろみのおかげでのど越しよく食べられます。

味覚障害のあるとき

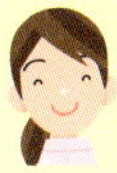

症状に合わせて食べやすい料理を見つけましょう。

❶味を感じないとき

味をはっきりさせるくふうを。香辛料や酢をきかせたり、しょうゆのきいた甘辛味も効果的です。

❷なにを食べても苦味を感じるとき

酸味をきかせたり、うま味の強い食材は苦味をやわらげてくれます。

❸においが不快なとき

においは湯気とともに立ち上がるので、冷たい料理を選び、温かい料理はさましてから食べましょう。

〈 おすすめ料理 〉

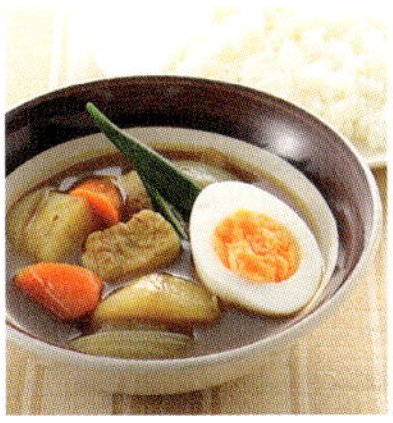

チキンスープカレー(75ページ) 症状 ❶

カレースパイスの強い味が効果的。とくに和食のだし味が不快に感じるときにおすすめ。

食べてもだいじょうぶ？ Q&A

患者さんから聞かれることの多い飲み物、嗜好品についてお答えします。

［アルコール飲料］

Q1
手術前は晩酌がなによりの楽しみでした。飲んでもいいですか？

A 肝機能に異常がなければ飲んでもかまいません。ただ、胃切除後は、アルコールの大半は小腸で吸収されます。小腸での吸収速度は胃より速いためか、酔いやすくなるというかたがいらっしゃいます。また、病気に対する不安から大量に飲み、肝臓に負担をかけるかたも。そのため1日の適量は、ビールならグラス1杯（180mℓ）、ワインも小さいグラスに1杯（100mℓ）、日本酒も100mℓを目安にしましょう。

　適度の飲酒は食欲増進につながることもあります。お酒とじょうずにつきあっていきましょう。

［冷たいものや熱いもの］

Q2
冷たいものはよくないんでしょうね？反対に熱いスープや飲み物はどうでしょうか？

A 冷たいまま、もしくは熱いまま飲み込むと腸に負担をかけ下痢を起こす可能性があります。いずれもゆっくり飲んだり食べたりして、口の中で人肌にもどしてから、飲み込むようにすればだいじょうぶです。

　ただ、食欲がないときはアイスクリームなら食べられるというかたも。食べ方をくふうしながら少しずつ楽しんでください。

［炭酸飲料］

Q3
胃がもたれているときなどは、炭酸飲料を飲むとすっきりするような気がします。飲んではだめですか？

A 手術後は、空気をためるスペースが小さくなるために、おなかがはって食欲が出なかったり、げっぷが出やすくなります。そうした症状が出やすいときは、炭酸飲料は控えましょう。症状がなかったら少量ずつ飲んでもかまいません。

［コーヒー］

Q4
コーヒーが大好きですが、飲んでいいですか？　ブラックでもよいですか？

A 最初は、牛乳たっぷりのカフェオレがおすすめです。胃への刺激が少なく、栄養補給に役立ちます。ブラックもゆっくり飲んで、おなかに症状が出なければだいじょうぶです。

［辛味料理］

Q5
辛味のきいた料理が好きです。いつになったら食べてもいいですか？

A 辛味料理は、普通の味つけで適量とる分には問題ありません。むしろ、赤とうがらしに含まれるカプサイシンは胃腸の蠕動運動を促進する働きがあるため、便秘解消におすすめです。ただし、激辛は小さくなった胃に負担をかけるので、適量にとどめましょう。

退院後1～3か月の食事

―おなかに症状がなくなったら―

1日5回食にも慣れて、新しい胃腸とつき合うコツもわかってきているのではないでしょうか。66㌻からの「ワンクッションメニュー」を参考に、食品や調理法の幅も少しずつ広げていきましょう。
日常生活に戻って、調理が負担になっていませんか。80㌻からの「ライフスタイル別食事アドバイス」を参考に、じょうずに手抜きをして負担を減らしましょう。

食事指導◎中濱孝志（がん研有明病院　栄養管理部副部長）
望月宏美（がん研有明病院　栄養管理部栄養主任）

退院後1～3か月の食事のポイント

体の変化にも慣れてきて、食べ方のコツも身に付いてくるころです。少しずつ手術前のもとの食事に戻していくチャレンジ期間と考えます。退院直後はおいしく食べることが優先でしたが、余裕が出てきたら、栄養のバランスも意識するように心がけましょう。

体重が減らなくなってくることが回復の目安です

術後1か月過ぎるころ、食べられる量が少しずつ増えてくると、体力も少しずつ戻ってきます。体重が減らなくなってきたら、新しい消化機能がちゃんと働いているしるしです。自信を持って、食事を前に進めましょう。

少量で高エネルギーの食品を選びましょう

退院直後と比べて体重の減り方がゆるやかになってきても、まだ量は食べられない時期なので、少量で高エネルギーの脂質の多い食品をとり入れましょう。ロースの薄切り肉や青背魚はしっとりしていておすすめです。酸味を効かせるともたれずに食べられます。

不足しがちなビタミンB_{12}、鉄、亜鉛、カルシウムを積極的にとりましょう

15㌻で紹介したように、胃を切除すると微量栄養素の吸収が悪くなり、時間が経つほどに影響が出てきます。とくに不足しがちなビタミンB群、鉄、亜鉛、カルシウムを重点的にとりましょう。

この時期もまだ1日5回食に。少しずつよくかんで食べることは続けましょう

回復の速度は個人差があるので、一回の食事量が少ないときは間食をとり入れましょう。食欲や食事の量は少しずつ増えてくるので、焦らず、マイペースに進めましょう。

調理の負担軽減に、宅配サービスを活用することも一案です

日々の調理が負担にならないようじょうずに手間を省きましょう。家族の負担も大きくなると患者さんの気持ちに影響しかねません。

負担を軽くする方法の一つに、食事の宅配サービスがあります。栄養のバランスに配慮した食事が冷蔵や冷凍で届きます。いろいろな業者があるので、管理栄養士に相談して、自分の体調や生活にあったものを選びましょう。

退院後1～3か月の献立

おかゆをごはんに、これまで敬遠していた貝類、根菜もとり入れます。でも、無理は禁物。症状が出てくるようなら、量を控え、新しい食材へのチャレンジも待ちましょう。

朝食 *Breakfast menu*

生ザケの焼き漬け
オクラ納豆
小松菜と麸のみそ汁
ごはん

1人分 387kcal
塩分2.4g／たんぱく質19.5g

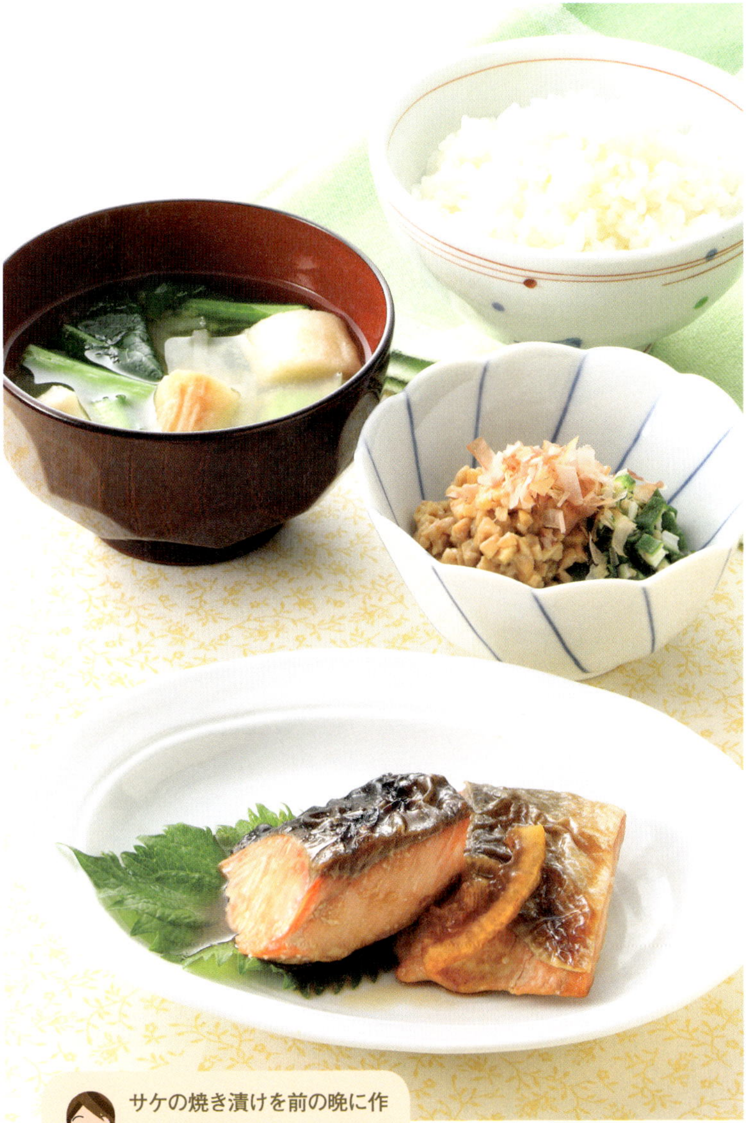

生ザケの焼き漬け

材料（作りやすい分量／6人分）

- 生ザケ……3切れ（240g）
- 塩……ミニスプーン½強
- a しょうゆ……大さじ1
- a みりん……大さじ½
- a 酒……大さじ½
- ゆずの輪切り……2枚
- 青じその葉（1人分）……1枚

1 サケは1切れを4つに切り、塩をふって20分ほどおき、水けをふく。
2 小なべにaを合わせてひと煮立ちさせ、底の平らな容器に移し、ゆずを半分に切って加える。
3 **1**のサケを汁けをきってグリルの網にのせて焼き、**2**に漬ける。あら熱がとれたら冷蔵庫に入れ、半日以上おいて味をなじませる。
4 器に青じそを敷いて**3**を盛る。

保存メモ
生ザケの焼き漬けは冷蔵庫で1週間持ちますが、時間とともに味が濃くなるので、できれば3～4日で食べきるほうがよいでしょう。

※オクラ納豆、小松菜と麸のみそ汁、ごはんの材料と作り方は62㌻。

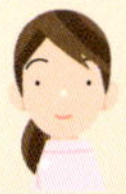

サケの焼き漬けを前の晩に作っておきましょう。サケはたんぱく質とEPA、納豆と小松菜はカルシウムと鉄分が豊富。不足しがちな栄養素がとれる献立です。

昼食 Lunch menu

ふわふわオムライス
にんじんのサラダ
ホタテ缶とキャベツの
ミルクスープ

1人分 550kcal
塩分3.7g／たんぱく質20.3g

ふわふわオムライス

材料（1人分）

ごはん（温かいもの）…………120g
ロースハム……………½枚（10g）
玉ねぎ（みじん切り）…………20g
サラダ油…………………………小さじ½
a ┌トマトケチャップ………小さじ2
　│塩………………ミニスプーン¼
　└こしょう…………………………少量
卵………………………………………1個
b ┌牛乳…………………………小さじ1
　│塩………………ミニスプーン⅓
　└こしょう…………………………少量
バター……………………………小さじ1
トマトケチャップ…………小さじ2

1 ハムは5mm角に切る。
2 フライパンにサラダ油を熱し、玉ねぎを入れて透き通るまでいため、ハム、ごはんの順に加えていため合わせ、ごはんがほぐれたらaで調味し、器に盛る。
3 ボールに卵を割りほぐし、bを加えて調味する。
4 フライパンにバターをとかし、**3**を一度に流し入れてへらで大きく混ぜながら半熟状に焼く。
5 **2**のごはんに**4**をのせ、ケチャップをかける。

調理メモ

玉ねぎのみじん切りは、まとめて切って冷凍保存できます。使うときは凍ったまま加熱してだいじょうぶです。

※61ページの材料と作り方です

小松菜と麸のみそ汁

材料（1人分）

小松菜（3cm長さに切る）……15g
大根（せん切り）………………15g
白玉麸……………………………小3個
だし……………………………¾カップ
みそ………………………………小さじ1

1 麸はぬるま湯につけてもどし、水けを絞る。
2 なべにだしと大根を入れて火にかけ、小松菜を加えて煮る。火を弱めてみそを溶き入れ、麸を散らしてひと煮立ちさせる。

オクラ納豆

材料（1人分）

オクラ……………………2本（10g）
ひき割り納豆……½パック（20g）
しょうゆ…………………………小さじ1
削りガツオ………………………少量

1 オクラは熱湯でゆで、小口切りにする。
2 器に**1**と納豆を盛り、しょうゆをかけ、削りガツオをのせる。

●**ごはん**（1人分）…………150g

間食 Eating between meals （10時）

水ようかん（市販品） 40g
ほうじ茶

1人分 68kcal
塩分0.1g／たんぱく質1.3g

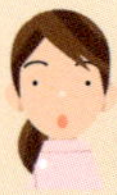

水ようかんは口当たりなめらかで、食欲のないときにもおすすめです。

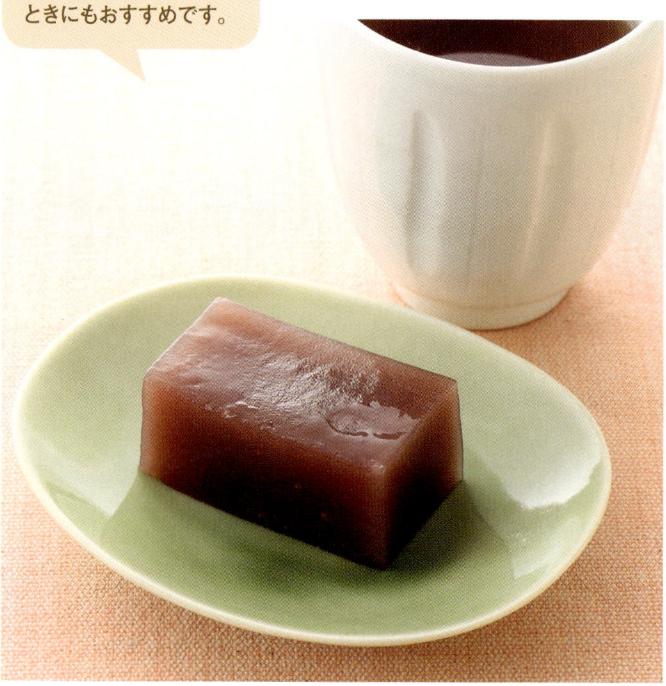

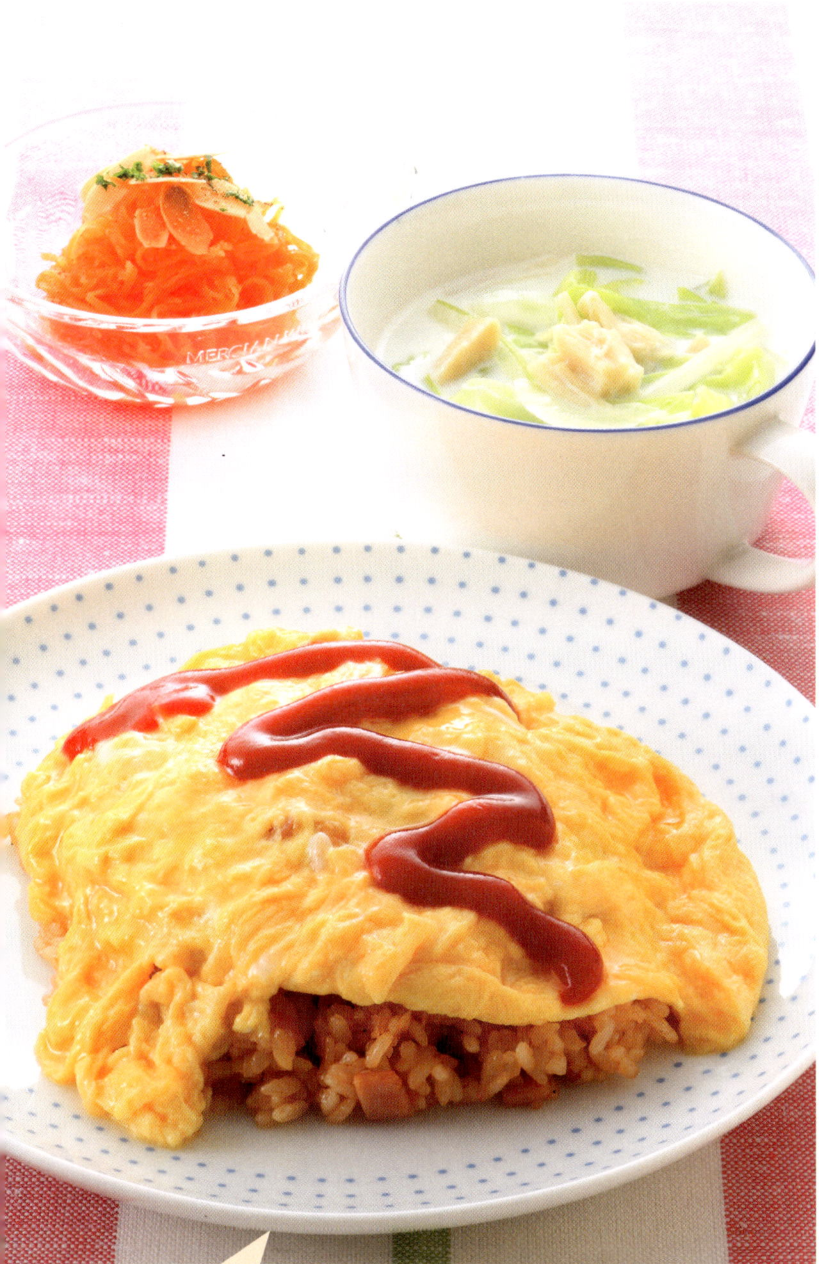

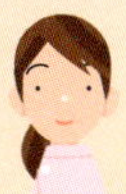

オムライスはつかえ感のある人にも食べやすいメニューです。ごはんを卵といっしょに食べることでダンピング症候群の予防にもなります。にんじんのサラダが食べにくい場合は、スープににんじんの薄切りを加えて煮てもよいでしょう。

にんじんのサラダ

材料（作りやすい量／3人分）

- にんじん……1本（150g）
- 塩……ミニスプーン1
- a
  - はちみつ……小さじ$\frac{1}{2}$
  - オリーブ油……大さじ1
  - レモン汁……小さじ1
  - 塩……ミニスプーン1
  - こしょう……少量
- スライスアーモンド……小さじ1
- パセリのみじん切り……少量

1 にんじんはスライサーでせん切りにする。塩をふってしんなりしたら水けを絞り、aであえ、10分以上おいて味をなじませる。

2 アーモンドはフライパンでからいりして香りが立ったらとり出す。

3 器に1を盛り、アーモンドとパセリを散らす。

保存メモ

冷蔵庫で1週間は持ち、時間がたつとしんなりしてより食べやすくなります。アーモンドとパセリは食べるときに散らしてください。

ホタテ缶とキャベツのミルクスープ

材料（1人分）

- ホタテ貝柱の水煮缶……20g
- 玉ねぎ……15g
- セロリ……10g
- キャベツ……50g
- a
  - 水……$\frac{1}{2}$カップ
  - 顆粒ブイヨン……ミニスプーン1
- 牛乳……$\frac{1}{2}$カップ
- 塩……ミニスプーン1弱
- こしょう……少量

1 玉ねぎは薄切りにし、セロリは筋をそいで斜め薄切りにし、キャベツは短冊切りにする。

2 なべにaを合わせ、1とホタテを入れてふたをして火にかける。煮立ったら火を弱め、7～8分煮る。

3 牛乳を加えて煮立てないように温め、塩とこしょうで味を調える。

アサリと白菜と春菊の煮浸し

材料（1人分）

アサリの水煮缶……………… 20g
白菜…………………… 1枚（100g）
春菊の葉先…………………… 20g
しょうがの薄切り……………… 1枚
だし………………………… ¼カップ
酒………………………… 大さじ1
しょうゆ…………………… 小さじ1
みりん……………………… 小さじ½

1 白菜の軸は一口大のそぎ切りに、葉は一口大に切る。しょうがはせん切りにする。

2 なべにだしとしょうゆとみりんを合わせて**1**を加え、ふたをして蒸し煮にする。白菜がしんなりしたらアサリと春菊を加えてひと煮立ちさせる。

酢ばす

材料（作りやすい量／2人分）

れんこん………………………… 60g
赤とうがらしの小口切り…… 少量
だし…………………… 大さじ2
酢……………………… 大さじ1
砂糖…………………… 大さじ½
塩……………… ミニスプーン1弱

1 れんこんは皮をむいて薄い輪切りか半月形切りにし、酢水（分量外）にさらす。

2 小なべにだしと調味料を合わせて煮立て、れんこんと赤とうがらしを加え、いり煮にする。れんこんが透き通ってきたら火から下ろし、あら熱がとれるまでおいて味をなじませる。

保存メモ
冷蔵庫で4〜5日は持ちます。赤とうがらしはしょうがやゆずの薄切りにしてもよいでしょう。

●**ごはん**（1人分）…………… 150g

夕食 Dinner menu

鶏もも肉のから揚げ風グリル
アサリと白菜と春菊の煮浸し
酢ばす
ごはん

1人分 483kcal
塩分2.7g／たんぱく質20.8g

鶏もも肉のから揚げ風グリル

材料（作りやすい量／4人分）

鶏もも肉（皮つき）………… 240g
a しょうゆ……………… 大さじ1
a 酒……………………… 大さじ1
a おろしにんにく……… 小さじ½
a おろししょうが……… 小さじ1
b かたくり粉…………… 大さじ1
b 小麦粉………………… 大さじ½
レモンのくし形切り………… 4切れ
サラダ菜……………… 6枚（20g）

1 鶏肉は余分な脂身と筋を除き、12個に切る。

2 ポリ袋にaを合わせて鶏肉を入れて袋の外からもんでなじませ、20分ほどおく。

3 鶏肉をとり出して汁けをきり、バットなどに広げてbをまぶし、形を整える。

4 オーブントースターの天板にアルミ箔を敷いて**3**を並べ、高温に熱したトースターで10〜12分、きつね色になるまで焼く。

5 器に盛り、サラダ菜とレモンを添える。

保存メモ
でき上がりは冷蔵庫で3日は持ち、冷凍もできます。作り方**2**の下味をつけた状態で冷凍保存してもよいでしょう。

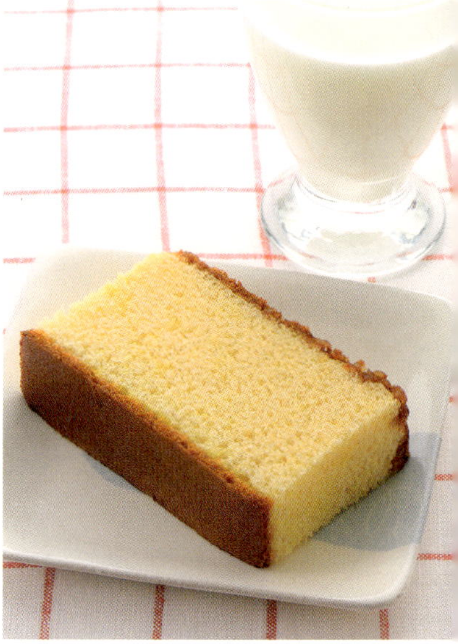

間食 Eating between meals（15時）

カステラ　1切れ（30g）
ドリンクヨーグルト　½カップ

1人分 164kcal
塩分0.1g／たんぱく質4.9g

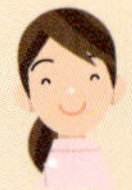

ドリンクヨーグルトは牛乳が苦手なかたにおすすめのカルシウム源です。小さくちぎったカステラと交互に口に入れてゆっくり食べましょう。カステラをマドレーヌなどの洋菓子に代えても。

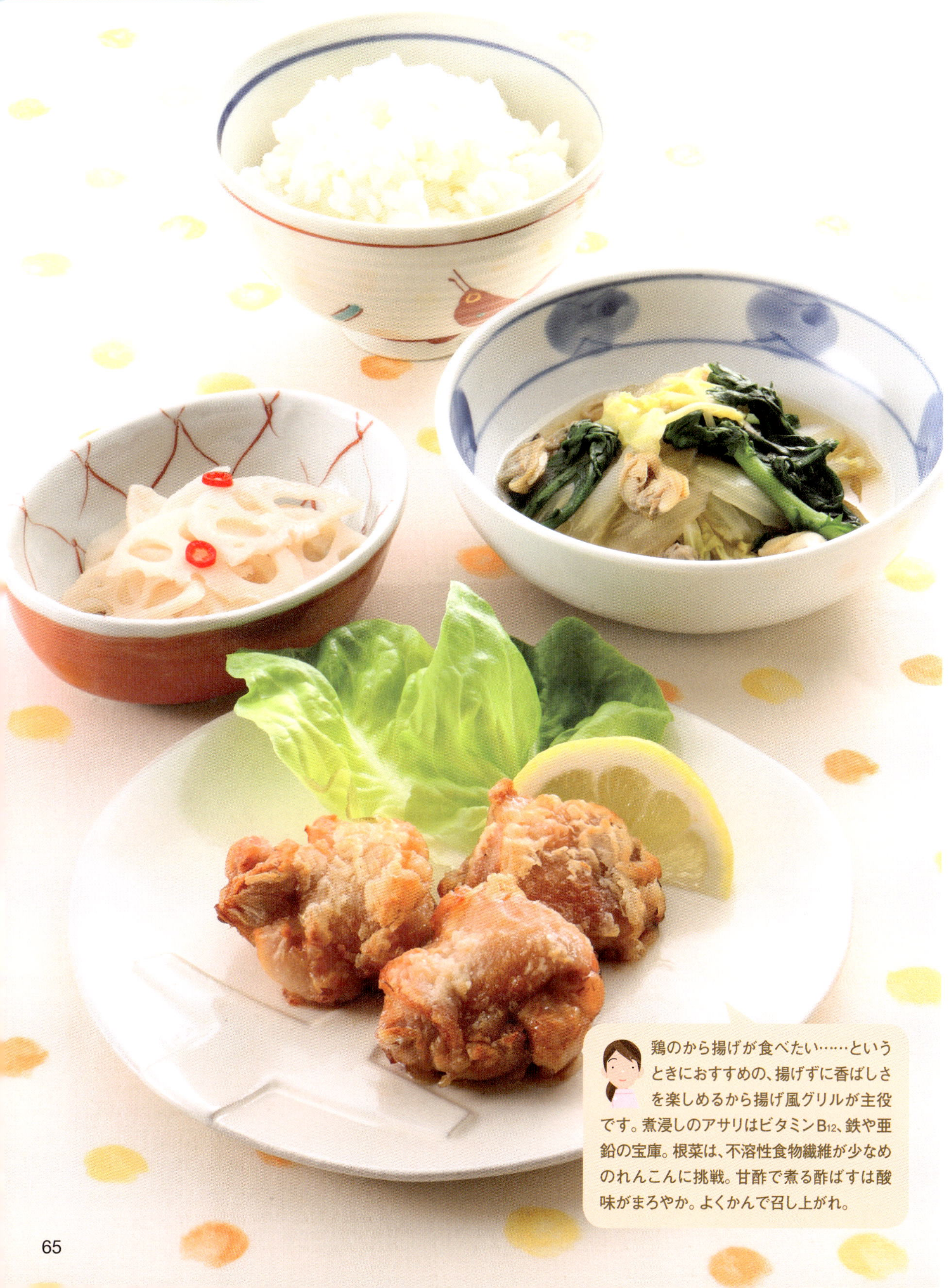

鶏のから揚げが食べたい……というときにおすすめの、揚げずに香ばしさを楽しめるから揚げ風グリルが主役です。煮浸しのアサリはビタミンB_{12}、鉄や亜鉛の宝庫。根菜は、不溶性食物繊維が少なめのれんこんに挑戦。甘酢で煮る酢ばすは酸味がまろやか。よくかんで召し上がれ。

ワンクッション主菜〈魚〉

「なにを食べてもよい」と言われても、不安で敬遠しがちな食品や料理はあるものです。消化が良く、食べやすくした料理、ワンクッションメニューを紹介します。体調をみながらチャレンジしてみましょう。

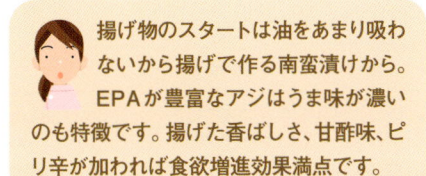

ダンピング症候群　骨粗しょう症

アジの南蛮漬け

材料（作りやすい量／３人分）

アジ（三枚おろし）…２尾分（140g）
塩……ミニスプーン½
かたくり粉……適量
揚げ油……適量

a
- ねぎ（斜め薄切り）……20g
- 大根（せん切り）……40g
- ピーマン（薄切り）…½個（15g）
- 赤パプリカ（薄切り）……20g
- しょうがのせん切り……少量

b
- 酢……大さじ1
- しょうゆ……大さじ1
- だし……大さじ1
- 砂糖……小さじ1
- 赤とうがらしの小口切り…少量

1人分　133kcal
塩分1.2g／たんぱく質10.4g

1 アジは一口大にそぎ切り、塩をふって10分おく。水けをふき、かたくり粉をまぶして余分な粉をはたく。
2 揚げ油を170℃に熱し、1のアジを入れてきつね色に揚げる。
3 小なべにbを合わせてひと煮立ちさせる。
4 バットなど底の平らな容器にアジを並べてaの野菜をのせ、3を回しかける。一度上下を返して15分ほどおいて味をなじませる。

保存メモ
冷蔵庫で1週間は持ちます。時間がたつと野菜から水けが出てくるので、野菜だけ残さないよう、アジといっしょに食べましょう。容器は熱と酸に強いタイプを選びましょう。

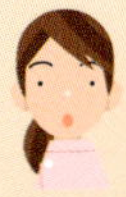

揚げ物のスタートは油をあまり吸わないから揚げで作る南蛮漬けから。EPAが豊富なアジはうま味が濃いのも特徴です。揚げた香ばしさ、甘酢味、ピリ辛が加われば食欲増進効果満点です。

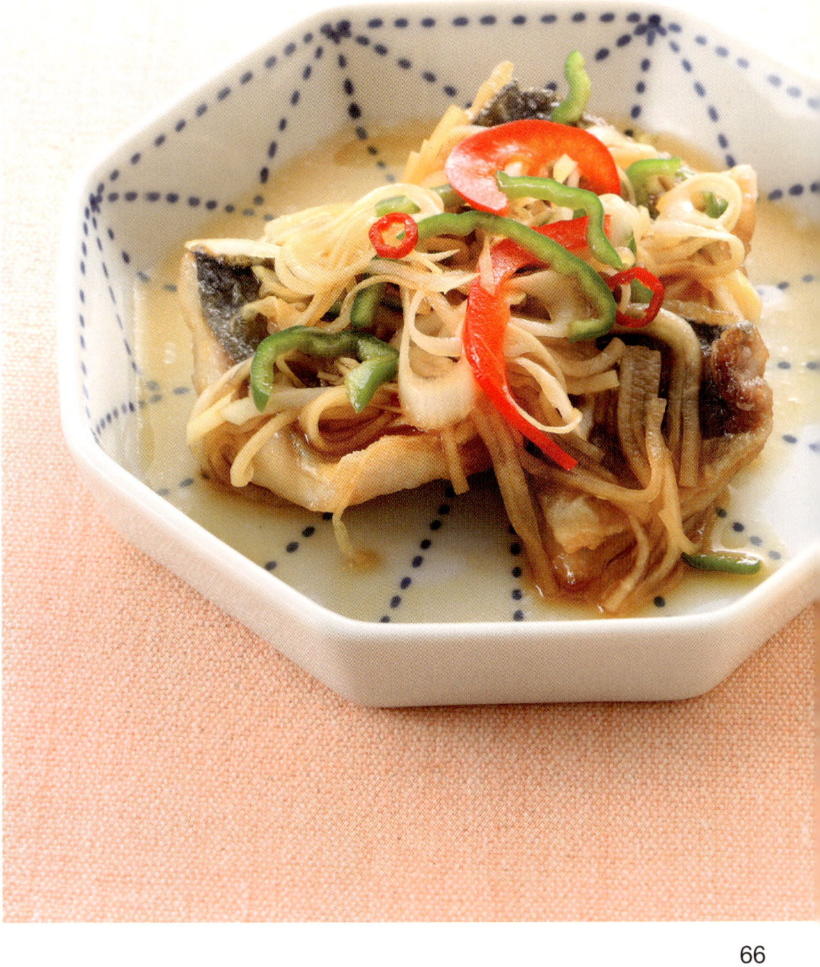

ダンピング症候群　骨粗しょう症

サンマの梅しそロール焼き

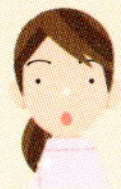
梅干しの酸味でさっぱりと食べられ、青背魚が苦手な人にも喜ばれます。サンマをおろすのは手間かもしれませんが、冷蔵庫でも冷凍庫でも保存できるので、作りおきにおすすめです。

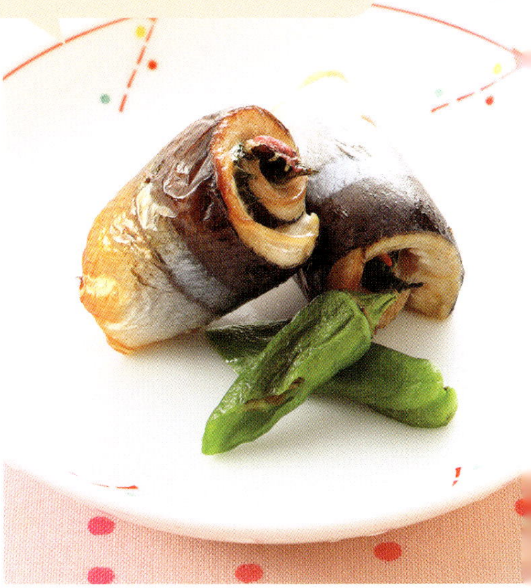

材料（作りやすい量／4人分）

サンマ（三枚おろし）……4切れ（2尾分 160g）

a
- しょうゆ……小さじ1
- 酒……小さじ1
- しょうが汁……小さじ½

青じそ……8枚

梅干し（たたいたもの）……2個分（9g）

ししとうがらし……4個

1人分　128kcal
塩分0.8g／たんぱく質7.7g

1 サンマは1切れを半分に切り、aをからめて10分おき、水けをふく。

2 皮目を下にして広げ、青じそをのせてたたいた梅干しを塗り、くるくると巻いてつまようじで止める。

3 ししとうがらしは、串の先で数か所刺して空気穴を開ける。

4 オーブントースターの天板にアルミ箔を敷き、サンマとししとうがらしを並べ、高温に熱したトースターで13～15分こんがりと焼く（ししとうがらしは途中でとり出して器に盛る）。

保存メモ
アルミ箔に包み、ポリ袋に入れて冷蔵庫に。3～4日は持ちます。温めは、アルミ箔に包んだままオーブントースターで焼き、途中でアルミ箔を開いて表面をカリッとさせます。

カキのオイル煮

ダンピング症候群　味覚障害

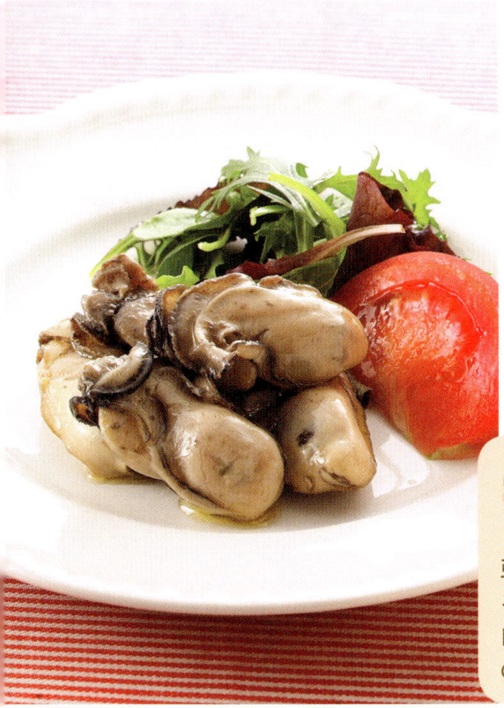

材料（作りやすい量／3人分）

カキ……200g（15個前後）

オリーブ油……大さじ3

にんにく……1かけ

塩……小さじ¼

レモンの輪切り……2切れ

つけ合わせ（1人分）
- ミックスリーフ……5g
- トマトのくし形切り……1切れ（10g）

1人分量　162kcal
塩分1.3g／たんぱく質4.8g

1 カキは塩水（分量外）を数回とり替えながらふり洗いし、水けをしっかりとふく。

2 にんにくは半分に切って包丁の腹でつぶす。

3 フライパンにカキを並べ、オリーブ油と塩を加えて火にかけ、フツフツと煮立ってきたら弱火にし、約10分、カキの身がふっくらとふくらむまで煮る。

4 あら熱がとれたら保存容器にオリーブ油ごと移し、レモンを加えて香りをなじませる。

5 器に盛り、ミックスリーフとトマトを添える。

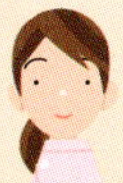
カキは貝のなかでは消化がよく、手術による創の回復や味覚障害の改善に必要な亜鉛の宝庫です。オリーブ油で煮ると身がかたくならず、うす塩でも日持ちがするので、少しずつ食べるのに重宝です。

保存メモ
冷蔵庫で1週間は持ちます。またはオリーブ油ごと冷凍用密閉ポリ袋に詰めて平らにならし、冷凍庫に。自然解凍で食べられます。

ワンクッション主菜〈肉〉

もたれ感が心配なかた向けのヘルシーな肉料理の提案です。オーブントースターで焼いた豚カツやグリルを食べて症状が出なかったら揚げ物にチャレンジしてみても。

ダンピング症候群　貧血

野菜ロール豚カツ

材料（作りやすい量／3人分）

豚ロース薄切り肉……6枚（160g）
プロセスチーズ……30g
にんじん……15g
さやいんげん……12g
塩……ミニスプーン1
こしょう……少量
粒マスタード……小さじ2
とき卵……½個分
パン粉……½カップ
つけ合わせ（1人分）
キャベツ……20g
塩……少量
レモンの半月切り……1枚

1人分　247kcal
塩分1.2g／たんぱく質16.0g

1 チーズ、にんじん、さやいんげんはそれぞれ4cm長さの6本の拍子木形に切る。
2 にんじんとさやいんげんは熱湯でやわらかくゆでてさます。
3 豚肉を1枚ずつ広げ、塩、こしょうをふり、粒マスタードを塗り、チーズと**2**をのせ、端から巻く。
4 **3**にとき卵、パン粉の順でまぶし、高温に熱したオーブントースターで10〜13分焼く。
5 つけ合わせのキャベツはせん切りにし、塩をふってしんなりするまでおき、水けを絞る。
6 **4**を食べやすい大きさに切って器に盛り、**5**とレモンを添える。

保存メモ
焼き上げたロール豚カツを切らずに、あら熱がとれたらアルミ箔に包んでポリ袋に入れて冷蔵庫に。2〜3日は持ちます。温めは、アルミ箔に包んだままオーブントースターで焼き、途中でアルミ箔を広げて表面をカリッと焼き上げます。

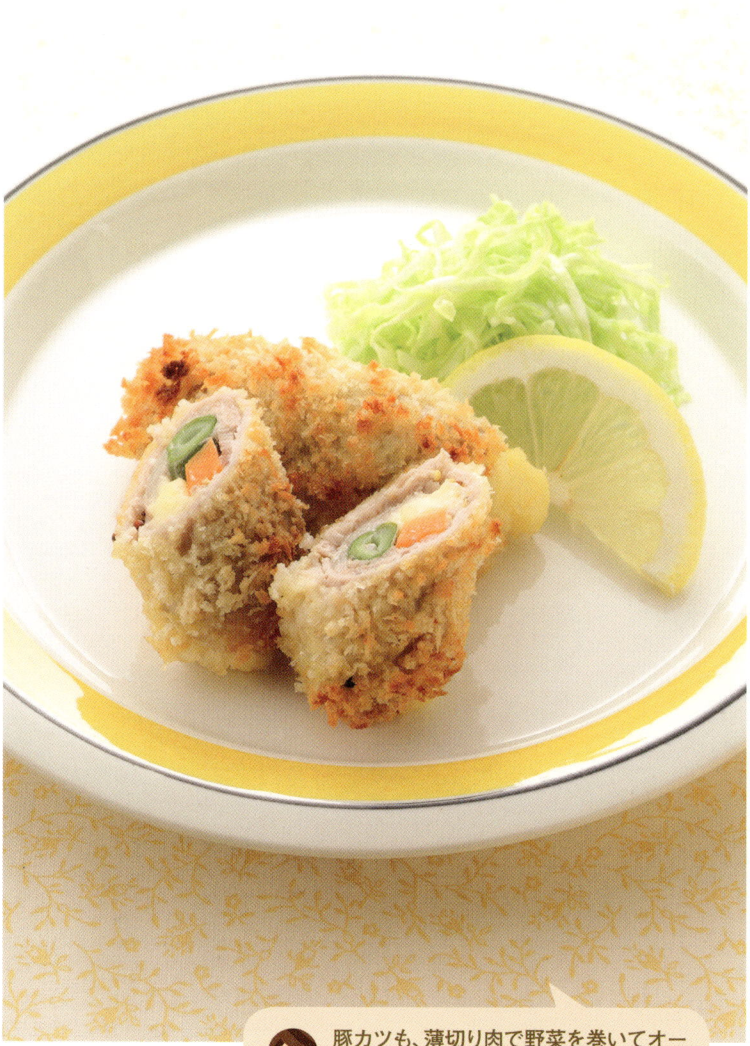

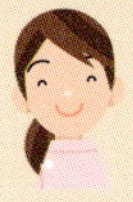

豚カツも、薄切り肉で野菜を巻いてオーブントースターで焼くので、さっぱりと食べられます。豚肉はエネルギーの燃焼を促すビタミンB_1の宝庫。回復力を応援します。

ダンピング症候群　食欲不振　味覚障害

鶏もも肉のスパイシーグリル

鶏肉の皮は脂肪が多いものの、コラーゲンも豊富です。オーブントースターで焼くと余分な脂が落ちるので食べやすくなります。

材料（作りやすい量／２人分）

鶏もも肉…………１枚（160g）
塩…………ミニスプーン½弱
こしょう…………少量
a
- しょうゆ…………大さじ１
- はちみつ…………大さじ½
- カレー粉…………小さじ¼
- にんにくのすりおろし…小さじ⅕

ズッキーニ（1㎝幅輪切り）…………４枚（30g）
塩…………少量
ミニトマト…………２個

１人分　188㎉
塩分1.9g／たんぱく質14.0g

保存メモ
焼き上がりは68㌻の豚カツと同じ要領で冷蔵すれば4～5日持ちます。

1 鶏肉は半分に切って、余分な脂身と筋を除き、塩、こしょうをすり込む。
2 ポリ袋にaと1を入れてもみ、20分ほどおいて味をなじませる。
3 ズッキーニは塩をふる。トマトはへたを除く。
4 オーブントースターの天板にアルミ箔を敷き、2の鶏肉を汁けをきって皮目を上にして並べ、脇に3の野菜を置く。高温に熱したオーブントースターで6～7分焼く。野菜を器にとり出し、鶏肉に残った漬け汁を塗り、さらに6～7分焼く。
5 鶏肉を食べやすく切って野菜と盛り合わせる。

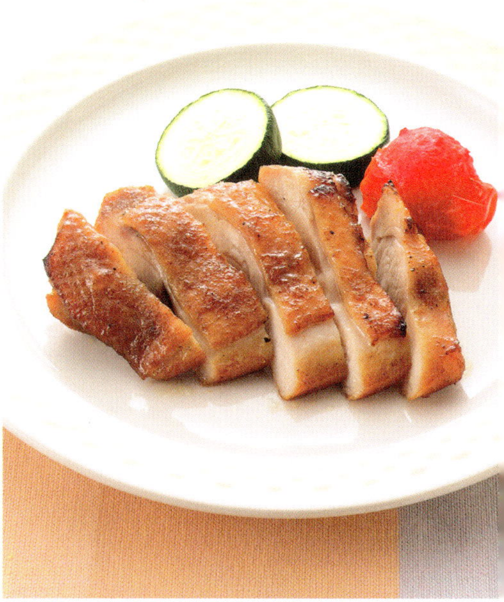

つかえ感　もたれ感　ダンピング症候群　骨粗しょう症

麻婆豆腐

辛味をおさえたやさしい味の麻婆豆腐です。辛味が食欲をそそり、かたくり粉のとろみでのど越しもよく、消化を促してくれます。

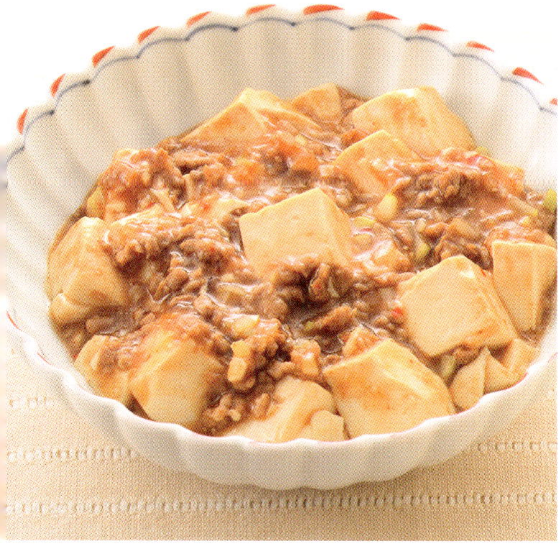

材料（１人分）

絹ごし豆腐…………150g
豚ひき肉…………40g
にんにくの薄切り…………１枚
しょうがの薄切り…………½枚
豆板醤…………ミニスプーン１
サラダ油…………小さじ½
a
- みそ…………小さじ１
- 砂糖…………小さじ½
- しょうゆ…………小さじ½
- 酒…………小さじ１
- 鶏がらだしのもと…………ミニスプーン１
- 水…………大さじ５強

水どきかたくり粉…小さじ２
ねぎの小口切り…………５㎝分
ごま油…………小さじ¼

１人分　240㎉
塩分1.7g／たんぱく質16.1g

1 豆腐は1.5㎝角に切り、水を入れたなべに入れて火にかけ、煮立つ直前に火を消して温めておく。
2 にんにくとしょうがはみじん切りにする。
3 フライパンにサラダ油と2を入れて火にかけ、香りが立ったら豆板醤を加えていためる。ひき肉を加えてポロポロになるまでいためる。
4 aを加えてから、豆腐をざるにあげて水けをきって加え、3～4分煮る。水どきかたくり粉を流してとろみがつくまで煮る。仕上げにねぎを加えてごま油をたらす。

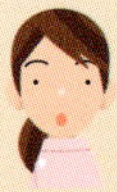

なめこはきのこのなかでは食物繊維が比較的少なく、ぬめり成分が胃腸の粘膜を守ってくれます。そのままだと日持ちしないので、なめたけにして、少しずつ楽しみましょう。

ワンクッション副菜

副菜に、きのこや根菜をとり入れてみましょう。もちろん、比較的消化のよいものを選び、体調と相談しながら少しずつ試します。また、繊維に直角に切るなど、調理をくふうして消化の良い料理に仕上げましょう。

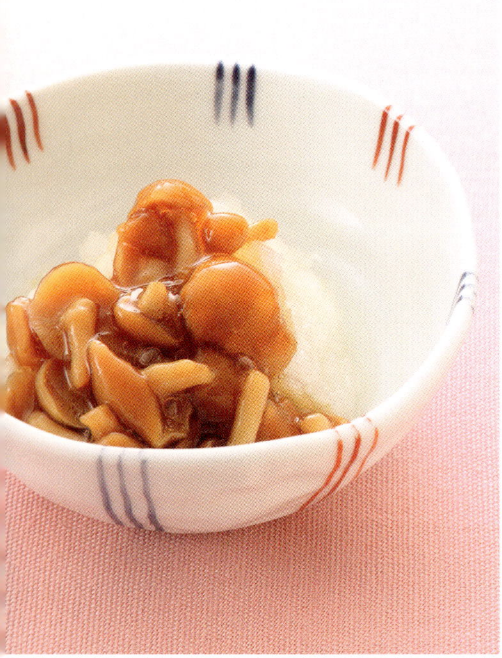

胸やけ　つかえ感　便秘

なめこおろし

材料（作りやすい量）

なめたけ（5人分）

- なめこ…………1袋（100g）
- a
  - しょうゆ………… 大さじ1
  - みりん…………… 大さじ1
  - 酒………………… 大さじ1
  - 酢………………… 大さじ½

おろし大根（1人分）……50g

1人分　20kcal
塩分0.5g／たんぱく質0.8g

1 なめこはざるに入れて流水でさっと洗い、水けをきる。

2 小なべにaを煮立て、**1**を加えて汁けがなくなるまで煮る。

3 器におろし大根を盛り、**2**を1人分（⅕量）のせる。

保存メモ
なめたけは酢を加えてあるので、冷蔵庫で4～5日持ちます。

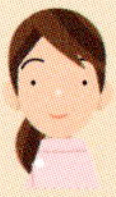

ごぼうは水溶性、不溶性とも食物繊維が多いので、症状のないときに少しずつチャレンジしましょう。斜め薄切りにしてからせん切りにして繊維を断ち切り、だしで煮てやわらかく仕上げます。

便秘

やわらかきんぴらごぼう

材料（作りやすい量／5人分）

- ごぼう…………½本（100g）
- にんじん…………¼本（20g）
- サラダ油……………小さじ½
- だし………………………1カップ
- a
  - みりん……………小さじ1
  - 砂糖……………小さじ½
  - 赤とうがらしの小口切り…………………少量
- しょうゆ……………小さじ2
- いり白ごま…………小さじ1

1人分　27kcal
塩分0.4g／たんぱく質0.8g

1 ごぼうは皮をこそげ、斜め薄切りにし、せん切りにして水にさらす。にんじんも同様に切る。

2 なべに油を熱し、**1**を入れていため、つやが出たらだしを加える。煮立ったら火を弱めて落としぶたをして4～5分煮る。

3 aを加えてさらに5分煮、しょうゆを加えて汁けがなくなるまで煮詰め、ごまを散らす。なべの中でさまして味をなじませ、器に盛る。

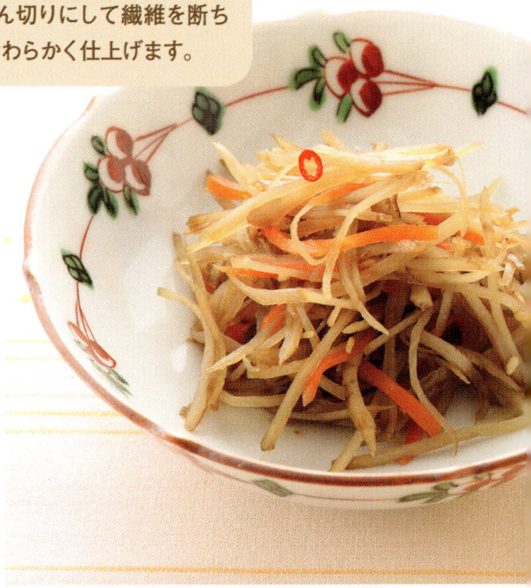

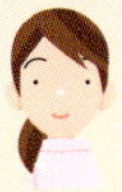

少ない油で短時間にできる手軽ないため物です。卵を加えるとうす味でもおいしく、ダンピング症候群の予防にもなります。口内炎や下痢があるときは豆板醤は控えめにしましょう。

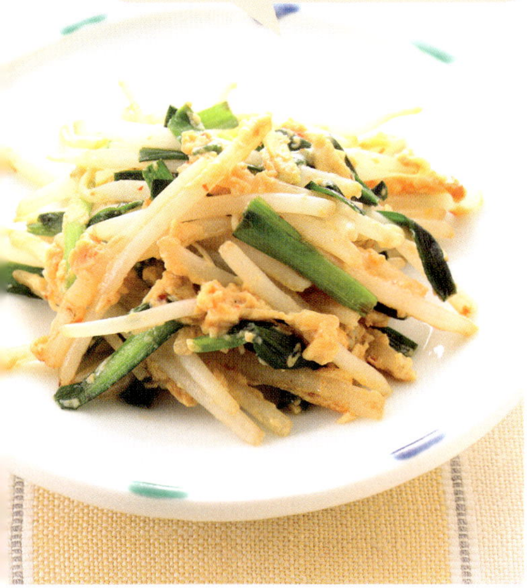

ダンピング症候群　味覚障害

もやしとにら、卵の豆板醤いため

材料（1人分）

- もやし……50g
- にら……15g
- にんにくのせん切り……少量
- ごま油……小さじ½
- 豆板醤……小さじ⅙
- a
  - しょうゆ……小さじ½
  - 塩……ミニスプーン½弱
  - こしょう……少量
- とき卵……½個分

1人分 75kcal
塩分1.1g／たんぱく質4.8g

1 もやしはひげ根を除く。にらは3cm長さに切る。

2 フライパンに、ごま油とにんにくを入れて火にかけ、香りが立ったら豆板醤を加えてさっといためる。香りが立ったら1を加えていため、aで調味する。最後にとき卵を回し入れ、大きく混ぜる。

調理メモ

もやしのひげ根は食物繊維のかたまりなので、めんどうでも除きましょう。ひげ根を除いたもやしも市販されています。

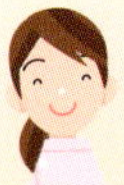

こんにゃくの手はじめに、しらたきを少量加えましたが、おなかがはるようなときは控えましょう。体調がよくても、よくかんで食べることを忘れずに。

肉じゃが

ダンピング症候群　食欲不振

材料（作りやすい量／4人分）

- 牛こま切れ肉……60g
- じゃが芋（一口大に切る）……2個（200g）
- 玉ねぎ（くし形に切る）……½個（100g）
- にんじん（乱切り）……50g
- しらたき……60g
- サラダ油……小さじ1
- だし……1カップ
- 酒……大さじ1
- 砂糖……大さじ1
- しょうゆ……大さじ1
- さやいんげん……2本（15g）

1人分 115kcal
塩分0.7g／たんぱく質4.2g

1 しらたきは短めに切り、水からゆでてアクを抜き、水けをきる。

2 なべに油を熱し、玉ねぎとにんじんを入れていため、つやが出たらじゃが芋を加える。

3 だしと酒を加え、煮立ったら牛肉を加えてアクをすくい、1を加えて落としぶたをし、弱めの中火で5分煮る。砂糖を加えてさらに5分煮、しょうゆを加えて、汁けがなくなるまで煮る。

4 最後に、ゆでて3cmに切ったさやいんげんを加えてひと混ぜする。

保存メモ

冷蔵庫で3日は持ちます。汁けが少ないので、温めは電子レンジで。フォークの先などでつぶしてコロッケに仕立てると目先が変わります。

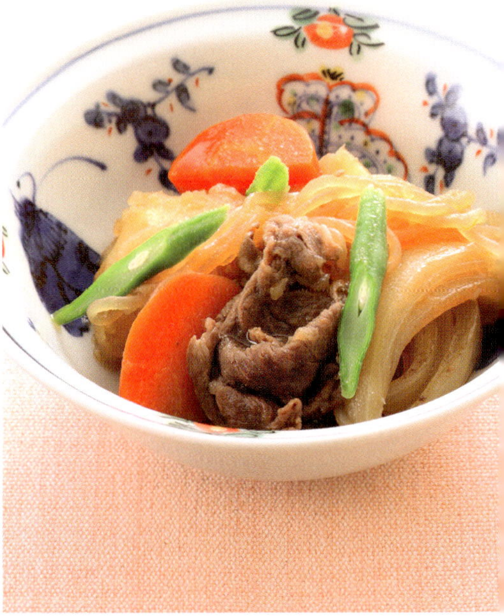

ワンクッション汁物

海藻や豆、ごぼう、きのこにチャレンジする汁物を紹介します。汁といっしょに流し込まないよう、具はスプーンにのせて一口ずつよくかんで食べるようにしましょう。

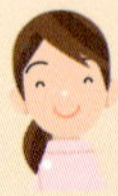

もずくは海藻のなかでは比較的食物繊維が少なめ。ぬめりがあるので、つかえ感があるときも食べやすいでしょう。ただし、かまずに飲み込みやすいので注意してください。

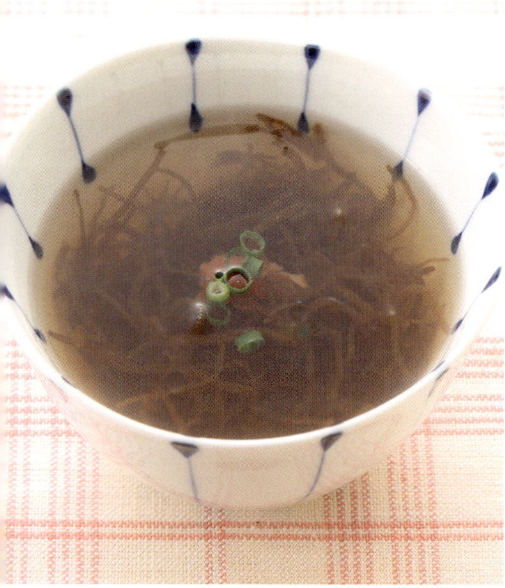

胸やけ　つかえ感　もたれ感　便秘

もずくと梅干しのすまし汁

材料（1人分）

生もずく……………………20g
梅干し……………½個（3g）
だし………………………¾カップ
しょうゆ……………小さじ¼
塩……………ミニスプーン¼
小ねぎの小口切り………少量

1人分　6kcal
塩分1.4g／たんぱく質0.7g

1 生もずくは、さっと洗って短めに切る。梅干しは種を抜いてちぎる。
2 なべにだしを煮立て、1を入れる。再び煮立ったらしょうゆと塩で味を調える。
3 器に盛り、小ねぎを散らす。

つかえ感　便秘
貧血　食欲不振

豚汁

材料（作りやすい量／2人分）

豚こま切れ肉……………60g
大根（いちょう切り）……30g
にんじん（いちょう切り）…20g
ごぼう……………………20g
じゃが芋（いちょう切り）…60g
ねぎ（小口切り）…5cm分（20g）
だし……………………1½カップ
みそ………………大さじ1弱
七味とうがらし…………少量

1人分　123kcal
塩分1.2g／たんぱく質7.9g

1 ごぼうは薄めのささがきにし、水にさらしてアクを抜き、水けをきる。
2 なべにだしを入れ、大根、にんじん、ごぼう、じゃが芋を加えて火にかけ、煮立ったら豚肉を加え、アクをすくってふたをし、中火で野菜がやわらかくなるまで煮る。
3 みそをとき入れ、ねぎを加えてひと煮立ちさせる。
4 器に盛り、とうがらしをふる。

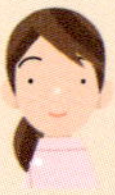

肉も野菜も一度に食べられ、食欲のないときはこれ1品だけでもだいじょうぶです。よくかんで食べてください。

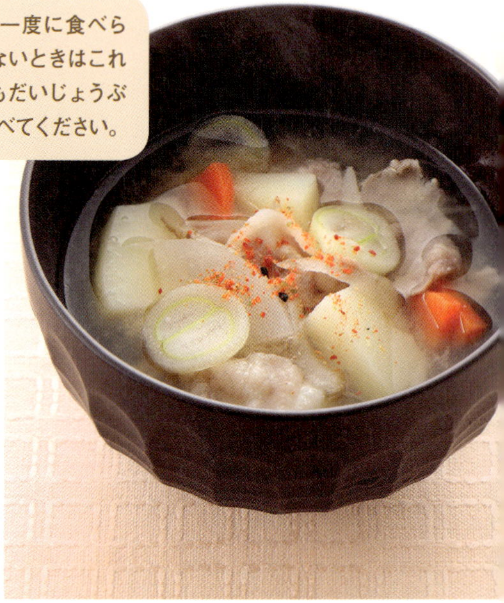

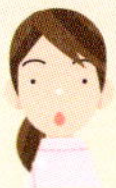

豆と野菜の甘味に、チリパウダーの香りがきいて、食欲のないときにおすすめです。豆の皮は食物繊維が多いので、少しずつよくかんで食べましょう。

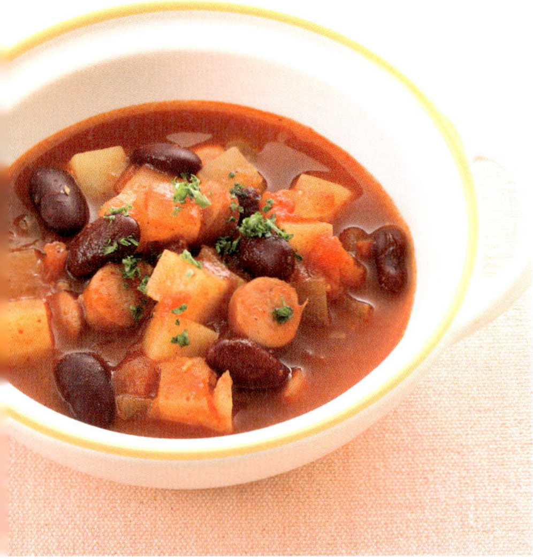

つかえ感　便秘　食欲不振

チリコンカン風スープ

材料（作りやすい量／2人分）

- ウインナーソーセージ……2本（80g）
- いんげん豆の水煮缶……50g
- 玉ねぎ（8㎜角に切る）……¼個（25g）
- セロリ（8㎜角に切る）……20g
- じゃが芋（8㎜角に切る）……½個（50g）
- にんにくのみじん切り……少量
- オリーブ油……小さじ1
- a
  - トマト水煮缶……100g
  - 水……1¼カップ
  - 顆粒ブイヨン……小さじ½
  - チリパウダー……小さじ½
- 塩……ミニスプーン1
- こしょう……少量
- パセリのみじん切り……少量

1人分 158kcal
塩分1.2g／たんぱく質6.0g

1 ソーセージは小口切りにする。
2 いんげん豆はさっと洗って水けをきる。
3 なべに油とにんにくを入れて火にかけ、香りが立ったら、玉ねぎとセロリを加えてよくいためる。しんなりしたら**1**と**2**、じゃが芋を加えていため合わせ、aを加えてふたをし、弱火にして野菜に火が通るまで煮る。
4 塩、こしょうで味を調え、器に盛ってパセリを散らす。

保存メモ
1日に1回火にかければ、常温で2〜3日は保存できます。暑い季節は冷蔵庫で保存すると安心です。

つかえ感　食欲不振　味覚障害

サンラータン

材料（作りやすい量／2人分）

- 鶏ささ身……1本（40g）
- もやし（ひげ根を除く）……40g
- にんじん（せん切り）……10g
- 生しいたけ（薄切り）……1枚
- ねぎ（斜め薄切り）……5㎝
- a
  - 水……1½カップ
  - 鶏がらだしのもと……小さじ¼
  - 酒……大さじ1
- b
  - 塩……小さじ¼
  - こしょう……少量
  - しょうゆ……小さじ½
- 水どきかたくり粉……小さじ2
- とき卵……½個分
- 酢……大さじ½
- ラー油……小さじ¼

1人分 72kcal
塩分1.0g／たんぱく質7.1g

1 ささ身は細くそぎ切りにする。
2 なべにaを煮立て、**1**と野菜を加えて煮る。ささ身の色が変わったらbで調味し、水どきかたくり粉を流し入れてとろみをつける。
3 とき卵を回し入れて大きく混ぜ、酢とラー油を落として火を消す。

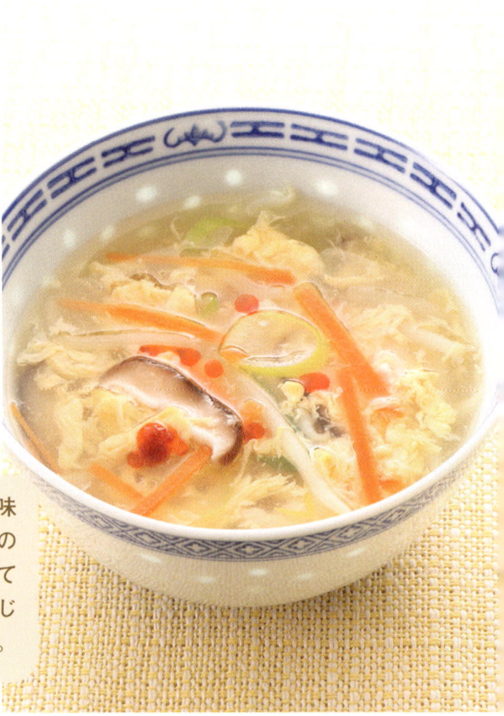

ささ身の淡白なうま味を酸味と辛味が引き立てる中国風のスープです。さっぱりとして食欲をそそり、化学療法で味を感じにくくなったときにもおすすめです。

ワンクッション主食〈ごはん〉

チャーハン、ウナ丼、カレーなど、食べたいけど、心配なかたのためのワンクッションメニューです。食べてみて症状が出なかったら少しずつおなかが動くようになっている証です。

つかえ感　食欲不振　口内炎

卵チャーハンのカニ白雪あんかけ

材料（1人分）

	温かいごはん	150g
	卵	1個
	ねぎのみじん切り	3cm分
	しょうが（みじん切り）	少量
	ごま油	小さじ1
a	塩	ミニスプーン1弱
a	しょうゆ	小さじ1/3
a	こしょう	少量
	カニ缶	15g
b	水	1/2カップ
b	鶏がらだしのもと	ミニスプーン1
b	しょうが（せん切り）	少量
b	塩	ミニスプーン1弱
b	こしょう	少量
	水どきかたくり粉	小さじ1
	小ねぎ（小口切り）	少量

1人分 402kcal
塩分2.5g／たんぱく質14.0g

1 卵は割って卵黄と卵白に分け、卵白を大さじ1とり出し、カニあん用に別にとりおき、残りはときほぐす。
2 ボールにごはんを入れて1の卵液とaを加えて合わせる。
3 フッ素樹脂加工のフライパンにごま油としょうがを入れて火にかけ、香りが立ったら2を入れて大きくあおりいため、ねぎを加えてさっといため合わせ、器に盛る。
4 なべにbを合わせて煮立て、カニを加え、水どきかたくり粉を流し入れてとろみをつける。1で残した卵白をよくといて回し入れ、ひと混ぜして火を消す。
5 3のチャーハンに4のカニあんをかけ、小ねぎを散らす。

チャーハンは少量の油で香ばしくいためるために、調理法にひとくふう。卵白入りのとろとろあんをかけて口当たりなめらかに仕上げます。口内炎があるときにも食べやすくおすすめです。

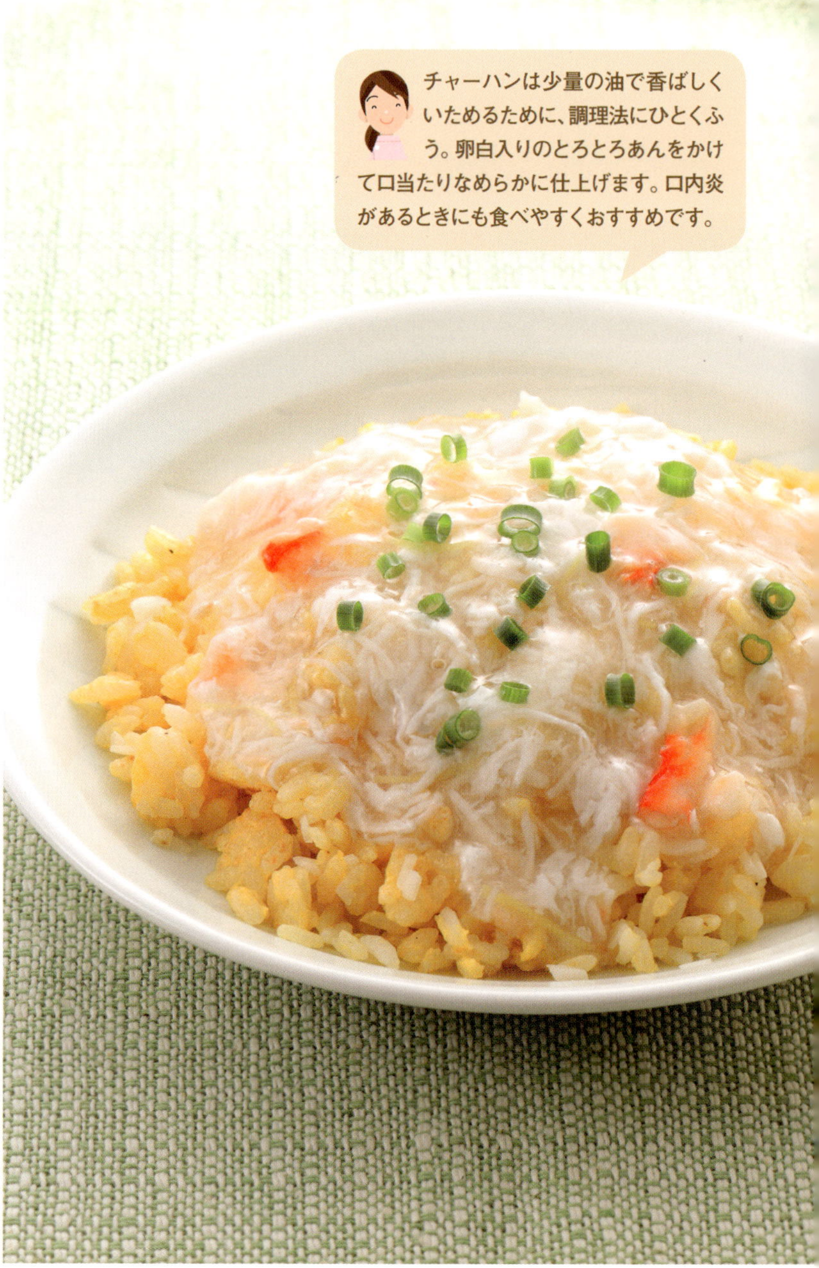

胸やけ　ダンピング症候群　貧血　食欲不振　味覚障害

ウナ玉丼

ウナギはたんぱく質、ビタミンA、B群、鉄に亜鉛と、組織の再生に必要な栄養素の宝庫です。卵でとじているので胸やけしやすいかたにもおすすめです。

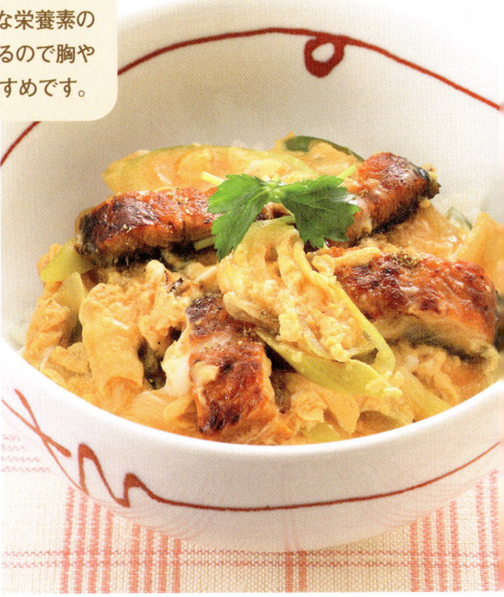

材料（1人分）

温かいごはん……150g
ウナギのかば焼き……30g
ねぎ……¼本（30g）
a［だし……大さじ5強
酒……大さじ1
しょうゆ……小さじ1
砂糖……小さじ¼］
卵……1個
三つ葉……1本
粉ざんしょう（好みで）…少量

1人分　442kcal
塩分1.5g／たんぱく質18.3g

1 ウナギはざるに置いて湯をかけ、余分なたれを落とす。水けをきって短冊に切る。ねぎは斜め薄切りにする。
2 小さいフライパンにaを合わせて煮立て、1を並べてさっと煮る。ボールにときほぐした卵を回し入れてふたをし、半熟状に火を通す。
3 器に温かいごはんを盛り、2をのせ、三つ葉のざく切りを散らし、好みで粉ざんしょうをふる。

カレーは辛味以上に、脂質が多いので胸やけしやすい料理です。和風のだしをベースに、脂質を減らしたカロリーハーフタイプのルウを使います。

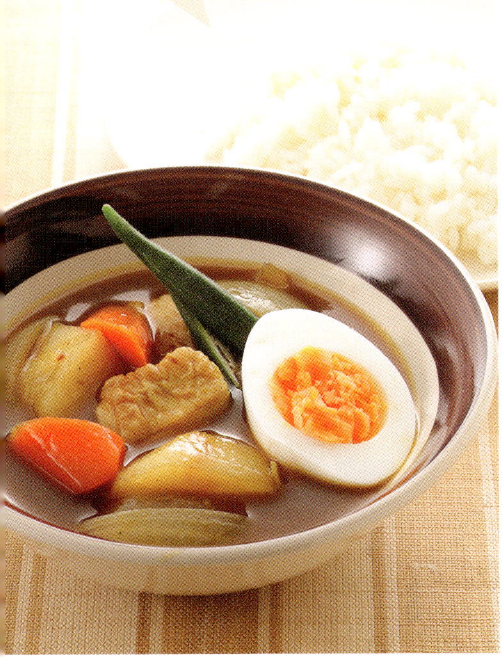

胸やけ　つかえ感　食欲不振　味覚障害

チキンスープカレー

材料（作りやすい量／2人分）

鶏もも肉……100g
玉ねぎ（くし形切り）……100g
にんじん（乱切り）……40g
じゃが芋（一口大）……100g
だし……1½カップ
カレールウ（カロリーハーフタイプ）……1皿分
しょうゆ……小さじ1
サラダ油……小さじ½
つけ合わせ（1人分）
［ゆで卵……½個
オクラ……1本
ごはん……150g］

1人分　497kcal
塩分1.6g／たんぱく質17.9g

保存メモ
スープカレーは冷蔵庫で2～3日持ちます。水分が多いので冷凍には向きません。

1 鶏もも肉は余分な脂肪と筋を除き、一口大に切る。
2 フライパンを温めて油を敷き、鶏肉を入れて皮から先に焼き色をつけ、一度とり出す。
3 フライパンをふいて玉ねぎとにんじんを加え、弱めの中火で玉ねぎが透き通るまでいためる。鶏肉を戻し入れ、じゃが芋を加えてさっといため、だしを注いでふたをし、煮立ったら弱火にして7～8分煮る。
4 野菜に火が通ったら一度火を消し、カレールウを細かく刻んで加えてとかす。しょうゆで味を調え、さらに3～4分煮る。
5 器に盛り、ゆでて縦半分に切った卵とオクラをのせ、ごはんを添える。

ワンクッション主食〈めん類〉

めん類は歯ごたえとのど越しが味の決め手……なのですが、その味を求めると、消化は悪くなります。また、めんは食欲の出ないときにおすすめですが、つるつると早く食べてしまうことも。消化が良くなるくふうしたメニューを紹介しますので、よくかんで楽しんでください。

つかえ感　食欲不振　味覚障害

そうめんのラーメン仕立て

材料（1人分）
- そうめん（乾燥）……50g
- チャーシュー（市販品）…1枚（13g）
- なると……2切れ（6g）
- ほうれん草……15g
- ねぎ（小口切り）……1cm分
- ラーメンスープ（市販品、しょう油味）……$\frac{2}{3}$袋
- 湯……1$\frac{1}{4}$カップ

1人分 254kcal
塩分4.5g／たんぱく質10.6g

1 そうめんはたっぷりの湯で表示時間までゆで、流水でぬめりを洗い流し、水けをよくきる。
2 ほうれん草は熱湯でゆで、水にとって絞り、3cm長さに切る。
3 なべに湯を沸かしてスープをとかし、そうめんを入れて温める。
4 器に盛り、チャーシュー、なると、ほうれん草をのせ、ねぎを添える。

調理メモ

なるとはでんぷんが多く、消化しやすい練り製品です。入手できない場合は、ちくわやカニ風味かまぼこで代用しましょう。

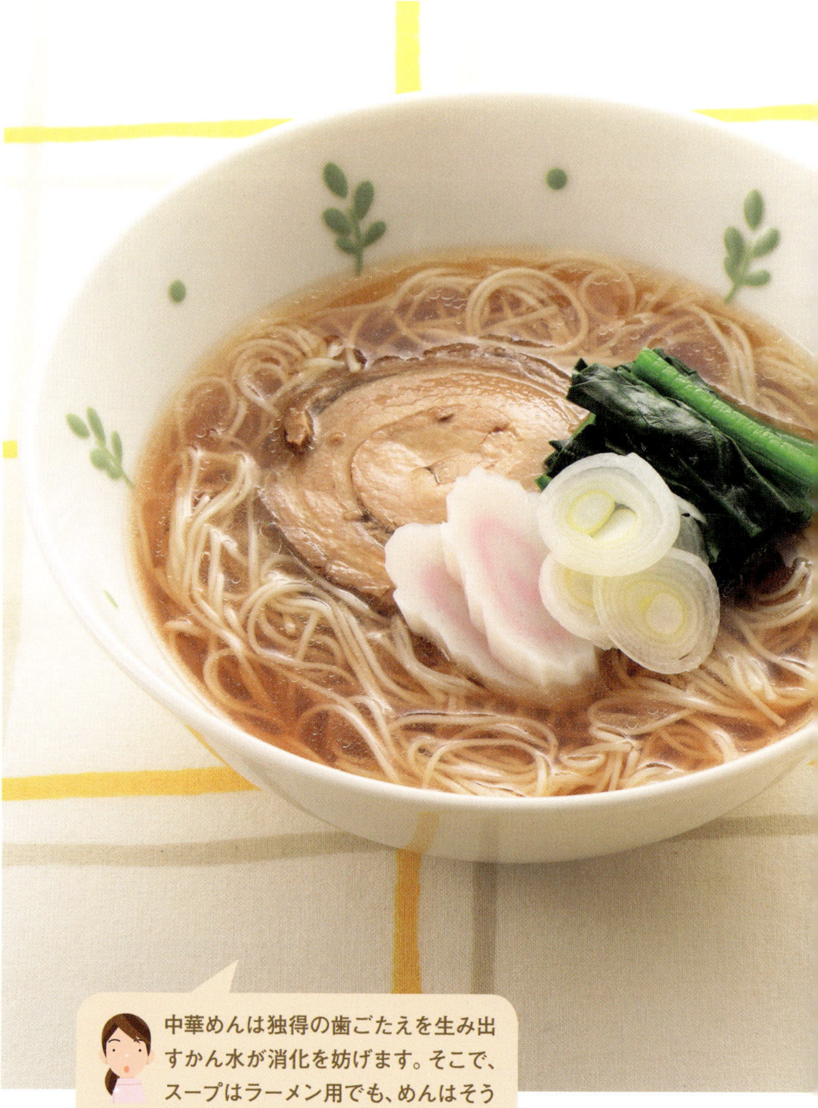

中華めんは独得の歯ごたえを生み出すかん水が消化を妨げます。そこで、スープはラーメン用でも、めんはそうめんに。太いめんが好きならうどんでもけっこうです。いずれもすすり込まないよう、よくかんで食べてください。

つかえ感　食欲不振　味覚障害

冷やしおろしそばの温泉卵添え

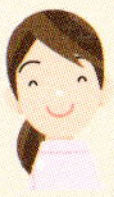

そばは市販のゆでそばがいちばん消化がよいでしょう。消化酵素を含んでいるおろし大根をたっぷり添えて食べれば安心です。におい過敏などの症状がなければ、そばつゆを温かく仕立ててもよいでしょう。

材料（1人分）

ゆでそば（市販品）……150g
温泉卵（市販品）…………1個
おろし大根………………40g
きゅうり（せん切り）…4㎝長さ
みょうが（せん切り）……¼個
青じそ（せん切り）………2枚
a ┌めんつゆ（2倍希釈）
　│　……………大さじ1½
　└水……………大さじ1½

1人分　289kcal
塩分1.6g／たんぱく質15.8g

1 ゆでそばは熱湯をさっとかけてざるにあげ、水けをよくきる。
2 みょうがと青じそは水にさらしてアクを除き、水けをよくきる。
3 器に1と温泉卵、きゅうり、おろし大根、2の薬味をのせ、aを合わせてかける。

調理メモ

温かいそばつゆに仕立てる場合は、aの水を湯2カップに変えます。

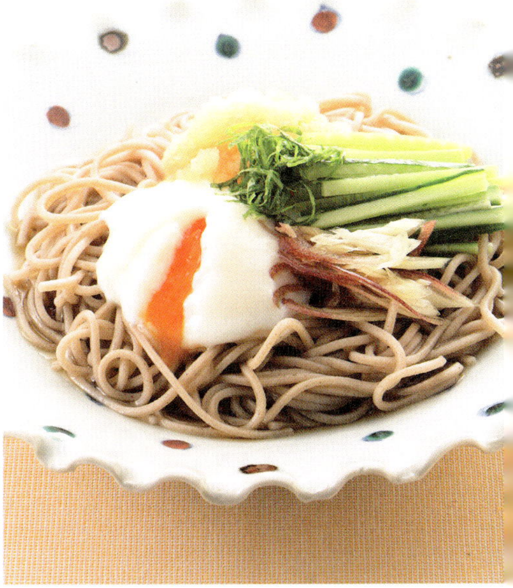

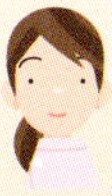

グルテンの強いパスタは消化が悪いうえ、普通のパスタメニューは高脂肪です。細めのパスタを選び、スープで煮ましょう。トマトのうま味と甘酸っぱさで油脂控えめでもておいしく、満足できます。

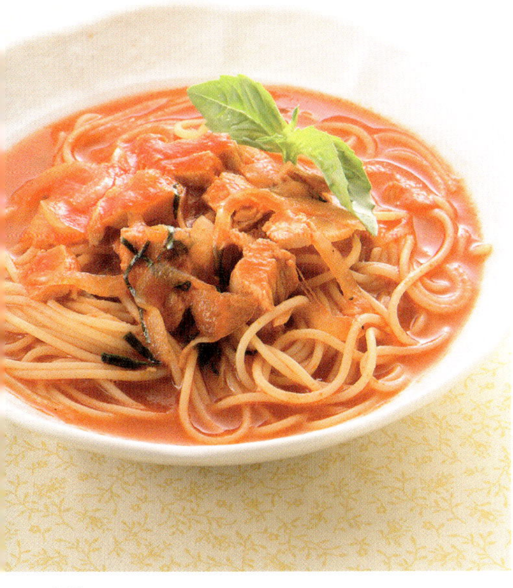

つかえ感　食欲不振

ツナのトマトスープパスタ

材料（1人分）

パスタ（乾燥、細いもの）…50g
ツナの油漬け缶………小½缶
玉ねぎ（薄切り）…⅛個（25g）
にんにく（薄切り）……¼かけ
オリーブ油…………小さじ1
白ワイン……………大さじ1
a ┌トマトジュース
　│　…………1本（160g）
　│水………………大さじ4
　└顆粒ブイヨン……小さじ⅕
バジル（せん切り）………2枚
塩……………ミニスプーン1
こしょう…………………少量
バジル……………………適量

1人分　366kcal
塩分2.1g／たんぱく質15.0g

1 なべにたっぷりの湯と塩（分量外。湯の1％）を入れて煮立て、パスタをほぐし入れて表示の時間通りにゆで、ざるにあげて湯をきる。
2 フライパンにオリーブ油とにんにくを入れて火にかけ、香りが立ったら玉ねぎを加えていためる。透き通ったら缶汁をきったツナと白ワインを加え、アルコール分を飛ばす。
3 2にaを加え、煮立ったら1のパスタを入れて塩とこしょうで味を調える。バジルを散らしてひと煮して香りを移し、器に盛る。あればバジルの葉を飾って食卓へ。

ワンクッション間食

間食もヨーグルトやプリンばかりでは飽きてしまいます。クリームチーズやこしあん、れんこんを使って、コーヒーやごま、サクラエビの風味をプラス。少し手間がかかるので、余裕のあるとき、目先を変えたいときに活用してください。

つかえ感　乳糖不耐症　骨粗しょう症

簡単ティラミス

材料（作りやすい量／2個分）

プレーンヨーグルト……………80g（水切り後50g）

a
- マスカルポーネ…1パック（100g）
- はちみつ………………大さじ½

ビスケット………………………3枚

b
- インスタントコーヒー（粉末）………………………小さじ1
- 湯………………………大さじ1

エスプレッソソース…1パック（14g）

ココア（粉末）…………………適量

1個分　220kcal

塩分0.1g／たんぱく質2.8g

1 ヨーグルトは、キッチンペーパーを敷いたざるに入れて冷蔵庫に一晩おいて水をきる。

2 **1**をボールにあけ、aを加えて泡立て器でなめらかに混ぜ合わせる。

3 ビスケットはポリ袋に入れてあらくくだく。

4 ボールにbを入れてコーヒーがとけたらエスプレッソソースを混ぜる。

5 器2個に、それぞれ**2**、**3**、**4**を順に重ね入れ、これを2回繰り返し、最後に**2**をのせる。冷蔵庫で冷やす。

6 食卓に出す前にココアをふる。

調理メモ

マスカルポーネ以外のクリームチーズで作ってもけっこうです。エスプレッソソースはコーヒー風味のシロップで、市販のマスカルポーネに添付されているものを使っています。ない場合は、bのコーヒーを増やし、砂糖を加えるとよいでしょう。

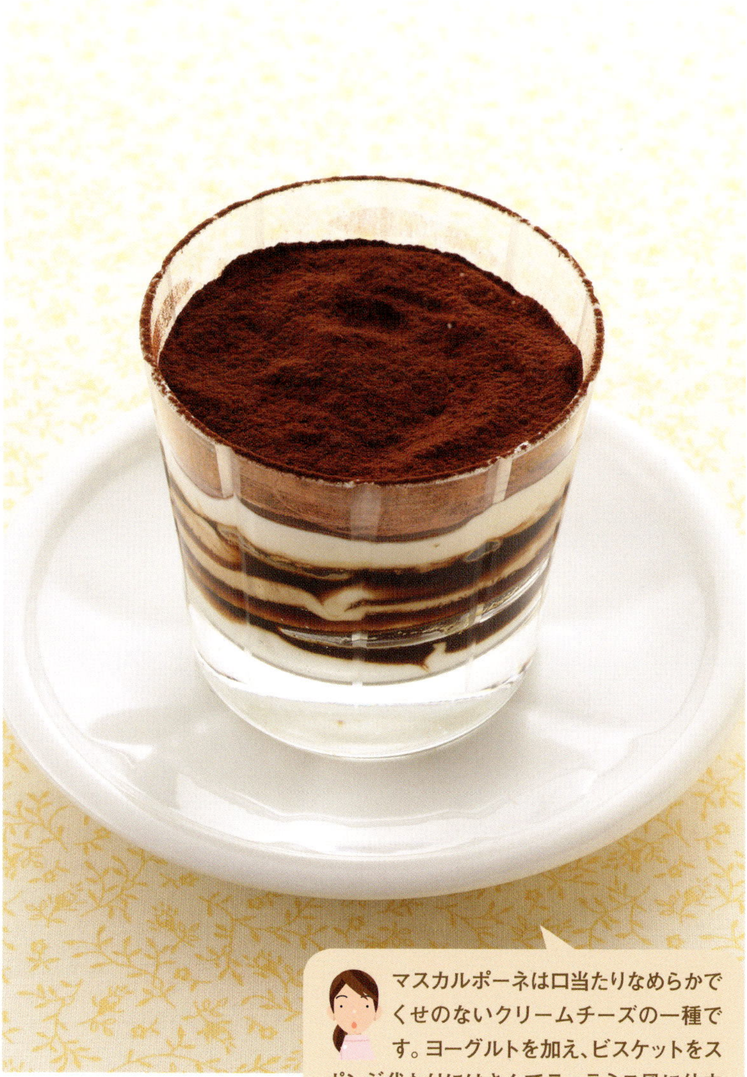

マスカルポーネは口当たりなめらかでくせのないクリームチーズの一種です。ヨーグルトを加え、ビスケットをスポンジ代わりにはさんでティラミス風に仕立てます。ひと手間かかりますが、冷蔵庫で3日は持ち、カルシウムの補給におすすめです。

れんこんもち

便 秘　骨粗しょう症

材料（作りやすい量／2人分）

れんこん……………………100g

a
- サクラエビ（乾燥）……3g
- ねぎ（小口切り）……10g
- かたくり粉………大さじ1
- 塩…………ミニスプーン1

ごま油…………………小さじ1

貝割れ菜…………………少量

1人分 73kcal
塩分0.6g／たんぱく質2.0g

1 れんこんはすりおろして水けを軽くきってボールに入れ、aを加えてよく混ぜる。

2 フライパンにごま油を熱し、**1**を4等分してそれぞれ薄く丸く形作りながら入れ、両面をこんがりと焼く。串で刺してなにもついてこなければ、焼き上がり。

3 器に盛り、貝割れ菜を添える。

調理メモ

れんこんの水分が多いとまとまりにくいことがあります。すりおろしたときに、おろし大根のように水分が出るようなら、ざるにあげて水けをきります。

保存メモ

焼いたれんこんもちは冷凍保存できます。

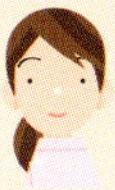

れんこんは食物繊維が比較的少なく、根菜チャレンジの第一歩におすすめです。すりおろして加熱すると粘り成分の働きでモチモチの食感が楽しめます。サクラエビでカルシウムもプラス。おかずとしてもおすすめです。

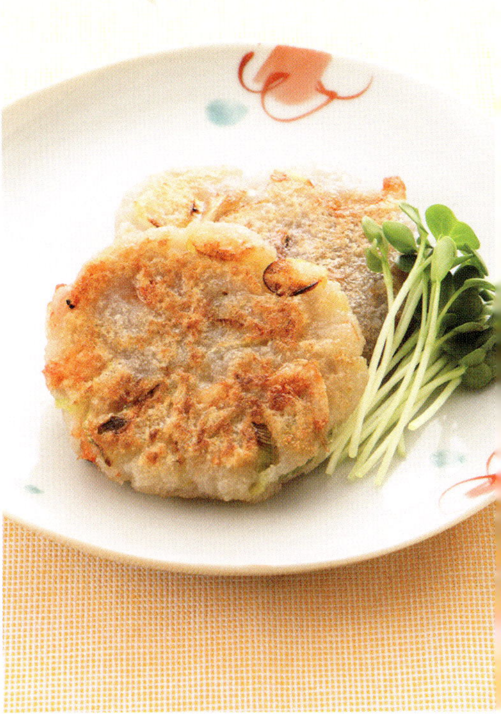

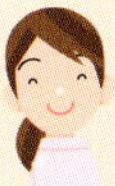

こしあんをベースにすりごまを加えて風味よく仕上げます。ごまの香りが食欲をそそり、鉄分やカルシウムの補給にもなります。白玉団子はおもちより安心ですが、つるんと飲み込まないよう、よくかんで食べてください。

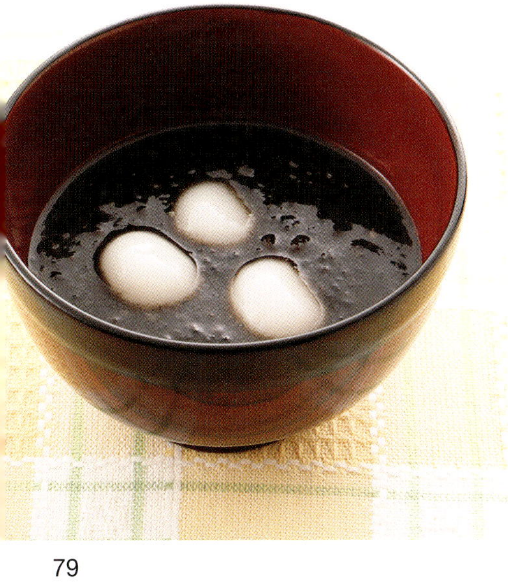

貧 血　骨粗しょう症

白玉団子のごま汁粉

材料（作りやすい量／2人分）

白玉粉……………………30g

水………………………大さじ2

a
- こしあん……………100g
- 水………………½カップ
- 黒すりごま………大さじ½
- ごま油…………小さじ½
- 塩………ミニスプーン¼

1人分 207kcal
塩分0.3g／たんぱく質4.0g

1 ボールに白玉粉を入れて水を加え、耳たぶぐらいのかたさになるまで練り混ぜる。

2 なべに湯をたっぷり沸かし、**1**を一口大に丸めながら落とし、浮いてきてからさらに2分ほどゆで、氷水にとる。

3 小なべにaを合わせて火にかけ、底から混ぜながらひと煮立ちさせ、水けをきった白玉団子を加えて温め、器に盛る。

ライフスタイル別
食事アドバイス ＆ おすすめメニュー

そろそろ食事作りが負担だと感じる時期かもしれません。とくに負担感が強いのは、高齢家庭、一人暮らし、子育てや介護など家族の世話に追われているかたでしょう。ライフスタイルに応じて、負担を軽減するメニューを提案します。

高齢のかた

体力が衰えて、食事作りがたいへんな人

おすすめ市販食品とアレンジメニュー

体力のない高齢のかたは、缶詰め、カット野菜、市販のお総菜を活用して、下調理の手間を省きましょう。栄養価とおいしさを手軽にプラスできるチーズや卵を常備しておくのもコツです。包丁いらずで作れるのも魅力です。

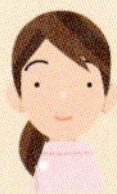

EPAの宝庫、サバは、鮮度が落ちやすいのが難点ですが、缶詰めならその心配もありません。相性のよいトマトもソース缶詰めを活用すれば、包丁いらずで1品できます。

ダンピング症候群　骨粗しょう症

サバ缶のトマトソース焼き

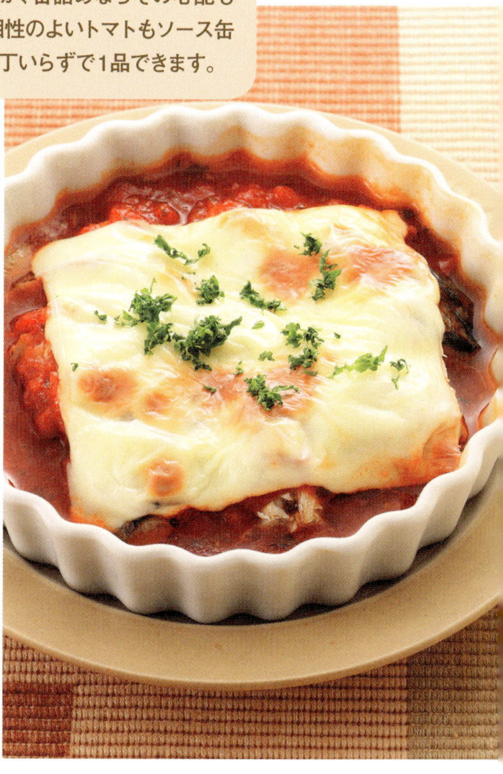

材料（作りやすい量／２人分）
サバの水煮缶……1缶（120g）
トマトソース缶…………100g
スライスチーズ……………1枚
パセリのみじん切り（あれば）
…………………………少量

1人分 203kcal
塩分1.1g／たんぱく質16.7g

1 耐熱皿に、缶汁をきったサバを平らに並べ、トマトソースをかけてスライスチーズをのせる。
2 高温に熱したオーブントースターで7〜8分、チーズがとけるまで焼き、あればパセリを散らす。

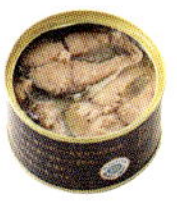

▶ **サバの水煮缶**
みそ煮など味つけ缶詰めもありますが、水煮ならおろし大根とポン酢でさっぱり食べたり、玉ねぎとサラダにするなど、好きな味つけで食べられるので、飽きません。

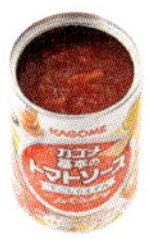

▶ **トマトソース缶**
トマトケチャップほど甘味がなくうす塩なので、パスタソースやシチューなど、幅広く使えます。レトルトパックやびん詰めもあります。

ダンピング症候群　貧 血　骨粗しょう症

卯の花とチーズのおやき

材料（作りやすい量／２個分）
卯の花（市販品）…………50g
ミックスチーズ（ピザ用）…… 20g
とき卵……………………½個分
オリーブ油 …………小さじ½

1個分 92kcal
塩分0.2g／たんぱく質5.8g

1 ボールに卯の花、チーズ、とき卵を合わせてよく混ぜる。
2 フライパンにオリーブ油を熱し、1を半分ずつ丸くまとめて入れ、平らにならしながら両面に焼き色をつける。

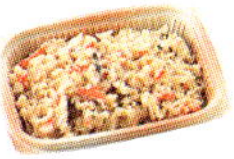

▶ 卯の花
おからに具を加えていり煮にした総菜。具材が多いほどおいしいのですが、家庭で作るには手間がかかるので、市販品はお手軽でお買い得です。

保存メモ
おやきは冷蔵庫で2日は持ちますが、冷凍保存もできます。食べるときは半解凍にしてフライパンで焼きながら温めるとよいでしょう。

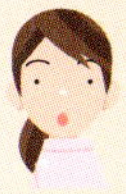

卯の花の材料、おからは、カルシウムや鉄とともに食物繊維も豊富なので、食べすぎないよう注意しましょう。卵とチーズを混ぜて焼くと、ふんわりとボリュームが出るので、食べすぎを防げます。

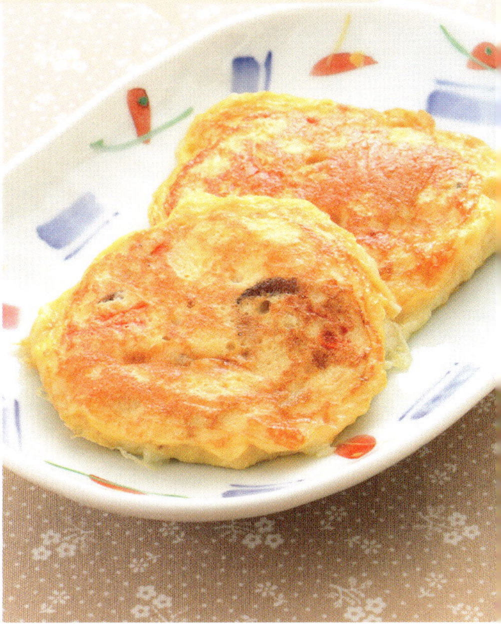

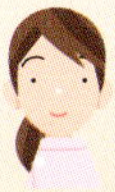

レバーは貧血の特効薬ですが、新鮮なレバーは手に入りにくく、下調理もめんどう……。そこで焼きとりのレバーとカット野菜と組み合わせて電子レンジでチン。これ1品で主菜と副菜に。

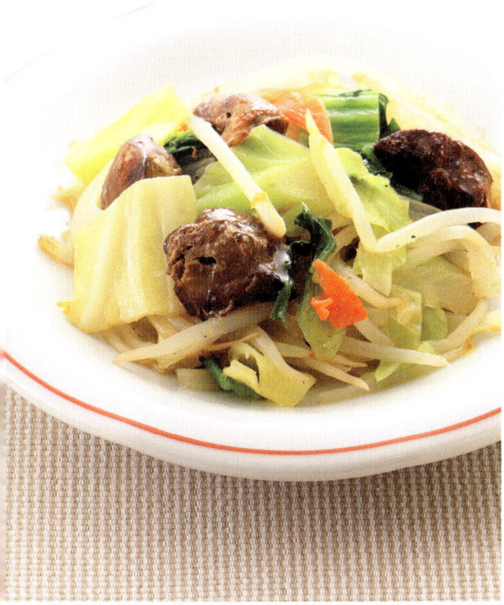

ダンピング症候群　貧 血

焼きとりレバーとカット野菜のレンジいため

材料（1人分）
焼きとりレバー ……1本（30g）
カット野菜（玉ねぎ、もやし、キャベツ、にんじん、チンゲン菜）
…………………………… 120g
a
塩 ………… ミニスプーン⅔
こしょう ……………… 少量
ごま油 ………… 小さじ½
おろししょうが（チューブ）
…………………… 少量

1人分 81kcal
塩分0.8g／たんぱく質7.0g

1 レバーは串からはずす。
2 耐熱皿にカット野菜を広げ、aをふって全体にさっとあえ、レバーを散らす。
3 ラップをふんわりとかけ、電子レンジで3分加熱する。
4 電子レンジからとり出してラップをはずして全体をさっくりと混ぜ、もう一度ラップをかけて1分ほどおいて味をなじませる。

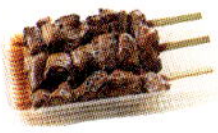

▶ 焼きとりレバー
レバーは鉄、亜鉛、ビタミンB群の宝庫です。串焼きにかぎらず、鶏レバーのしぐれ煮、スモークレバーを使っても。

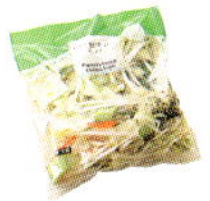

▶ カット野菜
みずみずしさが足りないのが欠点ですが、4〜5種類の野菜が下調理なしでそろう手軽さが魅力です。

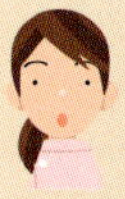

大根の消化酵素の働きで胃がすっきりする煮物です。電子レンジ加熱は食材の成分を逃がさないので、ツナのうま味だけで大根がおいしく煮えます。

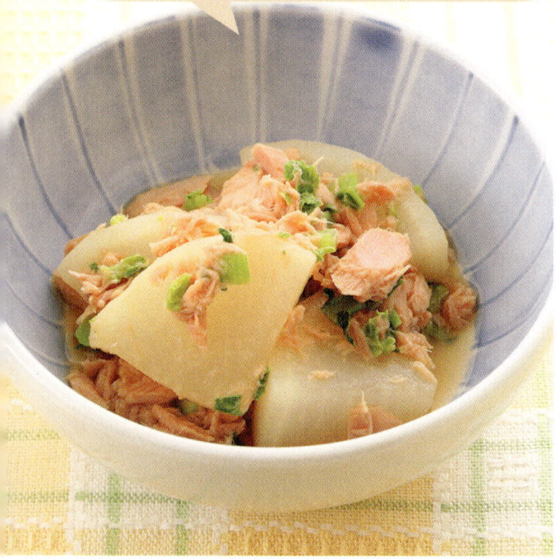

火を使わない料理

加熱調理も、電子レンジやオーブントースター、炊飯器などを使うと、忘れて加熱しすぎる心配がなく、後片付けもらくです。魚介缶詰めやポテトサラダなど、ここでも市販食品を活用したメニューを紹介します。

胸やけ　もたれ感

大根とツナのレンジ煮

材料（作りやすい量／２人分）

大根……………………… 150g
ツナの水煮缶 …小１缶（80g）
しょうゆ……………… 小さじ１
みりん………………… 小さじ½
大根の葉（小口切り）…… 10g

１人分　47kcal
塩分0.7g／たんぱく質7.0g

調理メモ

大根の代わりに、かぶやとうがんも合います。冷蔵庫で２〜３日は持ちます。

1 大根は、1.5㎝幅のいちょう切りにし、耐熱皿に入れてラップをし、電子レンジで３分加熱調理し、出た水けを捨てる。
2 1にツナを缶汁ごと加え、しょうゆとみりん、大根の葉を入れてざっと混ぜる。ラップをふんわりとかけて電子レンジで２分加熱する。
3 器をとり出してざっとあえ、ラップをぴったりとかぶせて２分おいて味をなじませる。

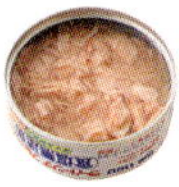

▶ツナの水煮缶
うま味が濃く、くせがないので、幅広い料理に使えて便利です。水煮でもEPAが多く、缶汁にもビタミンB群がとけ出ているので、むだなく使いましょう。

つかえ感　下痢　口内炎

ホタテ缶と白菜のレンジ煮

材料（作りやすい量／２人分）

ホタテの水煮缶…… 小½缶（45g）
白菜……………… ２枚（160g）
しょうがのせん切り……… 少量
a
　鶏がらだしのもと
　…………ミニスプーン½
　水…………………… 大さじ１
　酒…………………… 小さじ１
　しょうゆ…………… 小さじ¼
　塩…………… ミニスプーン½
　みりん……………… 小さじ½
　かたくり粉………… 小さじ½

１人分　30kcal
塩分0.6g／たんぱく質3.4g

1 白菜は、軸はそぎ切りにし、葉は一口大にざく切りにする。
2 耐熱皿に白菜を入れてホタテを缶汁ごと加え、しょうがを散らす。
3 ボールにaを混ぜ合わせてかたくり粉をよくとき、2に回しかける。ラップをふんわりとかけ、電子レンジで３〜４分加熱する。
4 とり出してラップをとってざっと混ぜ、ラップをぴったりとかぶせて２分おき、味をなじませる。

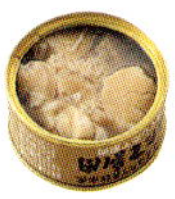

▶ホタテの水煮缶
ホタテはカキについで消化しやすく、ミネラルは少ないものの、良質なたんぱく質が豊富。うま味も濃く、缶汁はだしの代わりになります。

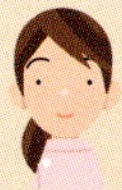

ホタテ缶は白菜、キャベツやかぶ、大根と相性がよく、煮物やスープに重宝です。電子レンジなら野菜の甘味も逃がさないのでうす味でもおいしく、とろみを煮ながらつけられる手軽さもなによりです。

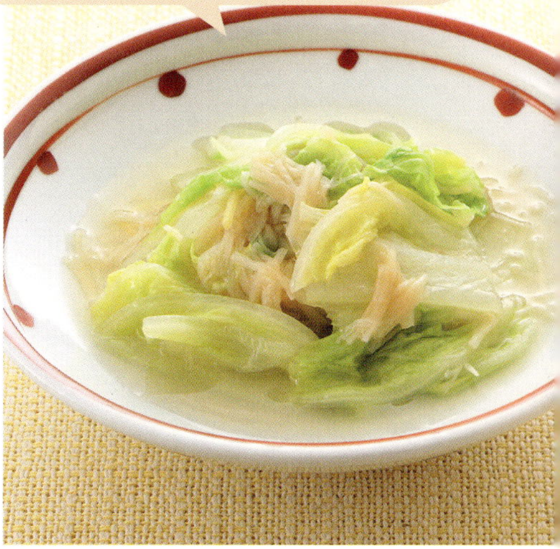

ダンピング症候群　骨粗しょう症

カジキのポテトサラダ焼き

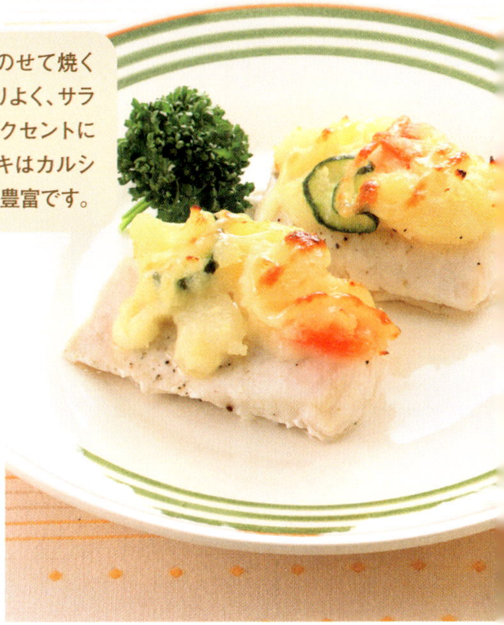

ポテトサラダをカジキにのせて焼くと、身がしっとりと口当たりよく、サラダの酸味と歯ごたえがアクセントになり、意外なおいしさです。カジキはカルシウムの吸収に必要なビタミンDが豊富です。

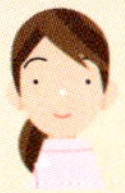

材料（作りやすい量／2人分）

- カジキ……1切れ（70g）
- 塩……ミニスプーン⅓
- こしょう……少量
- ポテトサラダ（市販品）……大さじ3
- マヨネーズ（絞り用）……小さじ1
- パセリ（あれば）……少量

1人分 110kcal
塩分0.5g／たんぱく質8.8g

1 カジキは一口大のそぎ切りにし、塩とこしょうをふる。
2 オーブントースターの天板にアルミ箔を広げて1を並べ、それぞれにポテトサラダをのせ、マヨネーズを細く絞る。
3 温めたトースターに入れて7～8分、表面にこんがりと焼き色がつくまで焼く。器に盛り、パセリを添える。

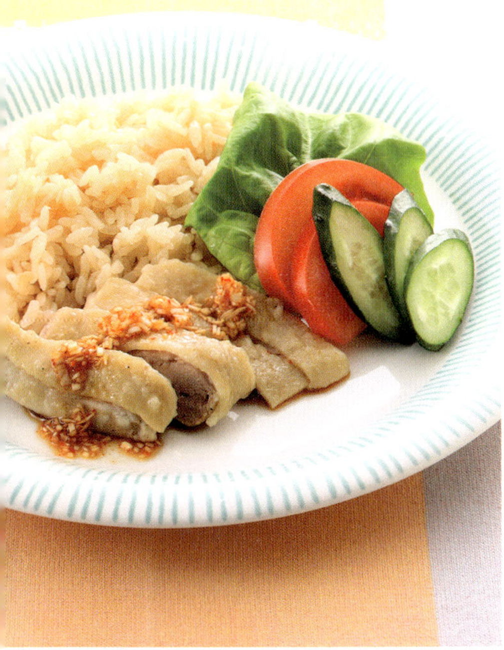

シンガポール風の鶏肉の炊き込みごはんです。炊き上がりに生野菜を添え、酸味のきいたたれをかけて食べます。目先が変わり、食欲のないときも手が出ること請け合いです。

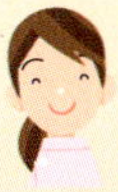

ダンピング症候群　食欲不振

シンガポール風チキンライス

材料（作りやすい量／4人分）

- 米……2合
- 鶏もも肉……1枚（230g）
- 塩……小さじ¼
- こしょう……少量
- しょうがのすりおろし……小さじ½
- にんにくのすりおろし……小さじ¼
- a
  - 酒……大さじ1
  - しょうゆ……小さじ2
  - 鶏がらだしのもと……小さじ¼
- ねぎの青い部分……5cm
- つけ合わせ（1人分）
  - サラダ菜……1枚
  - きゅうり（薄切り）……3枚
  - トマト（半月切り）……2枚
- たれ（4人分）
  - しょうゆ……小さじ2
  - 砂糖……小さじ½
  - レモン汁……小さじ1
  - ねぎのみじん切り……3cm分
  - 一味とうがらし（好みで）……少量

1人分 383kcal
塩分2.0g／たんぱく質21.8g

1 米は洗って炊飯釜に入れ、米がかぶるくらいに水を入れて、15分ほどおく。
2 鶏肉は余分な脂肪や筋を除き、塩、こしょう、しょうが、にんにくをすり込む。
3 1にaを加えて2合の線まで水加減をし、2の鶏肉とねぎの青い部分をのせ、普通に炊く。
4 炊き上がったら鶏肉とねぎをとり出し、ごはんをさっくりと混ぜる。鶏肉は、食べやすく切り分ける。
5 器に、ごはんを盛って鶏肉とつけ合わせの生野菜を添え、たれを混ぜ合わせてかける。

保存メモ
炊き込みごはんは、鶏肉をほぐして混ぜ、おにぎりに。ラップで包み、冷蔵庫で2日持ちますが、冷凍保存もできます。

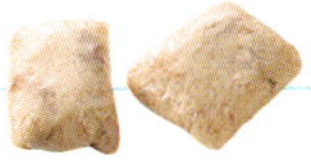

一人暮らしのかた

仕事で忙しくて
食事を作るゆとりがない人

コンビニ＆スーパー活用術

仕事に復帰して、食事を作るゆとりがないかたは無理せず、コンビニやスーパーで中食を活用しましょう。帰りが遅いときは夕方に間食をとって、夕食を軽めにしましょう。

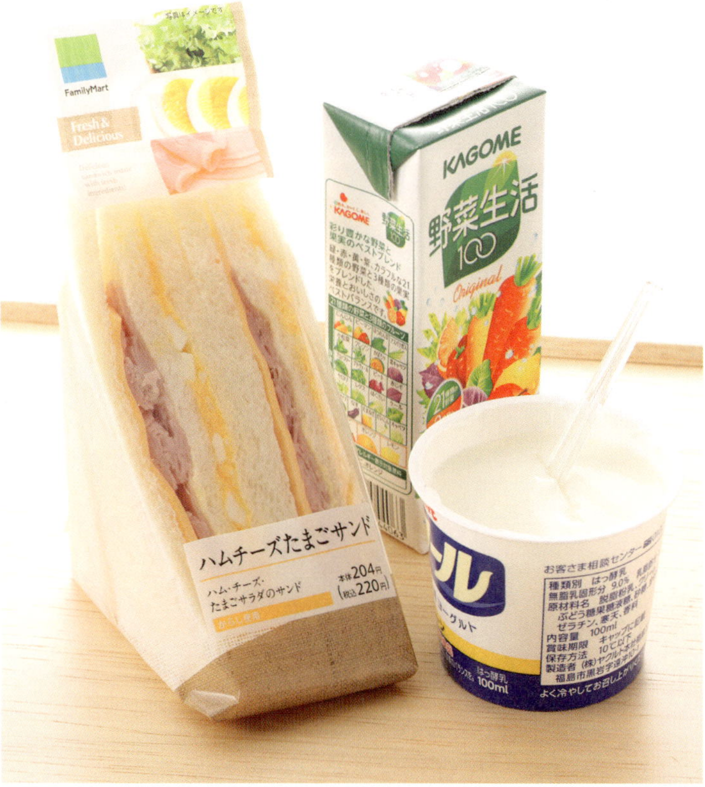

朝食の例 *Breakfast menu*

サンドイッチ

たんぱく質がとれるサンドイッチや肉まんを選びましょう。写真のサンドイッチの具は卵サラダとハムです。ツナやチーズもおすすめです。

ヨーグルト

腸内善玉菌を活性化させるビフィズス菌や乳酸菌が生きたまま腸に届く「トクホ」つき製品がおすすめです。

野菜ジュース

飲み物は、少しでもビタミンや機能性成分がとれる野菜やトマトジュースを選びましょう。果汁100％のジュースでもよいでしょう。

Column　コンビニでそろえる間食

コンビニで手軽にとれる間食の代表は栄養補助食品です。時間がないとき、急いで食べても比較的消化がよく、胃腸の負担になりません。ビタミン類を補充できるタイプと、エネルギーやたんぱく質が補充できるタイプとを組み合わせると、バランスがよいでしょう。

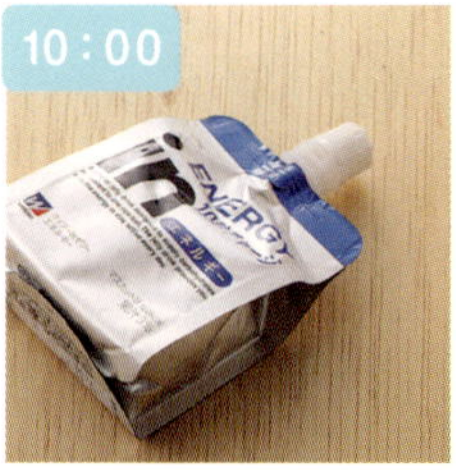

ビタミンゼリー
ドリンク

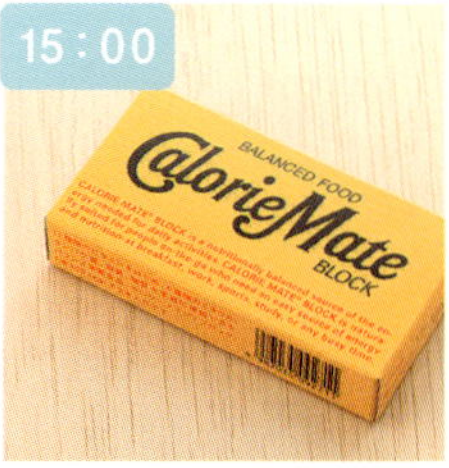

栄養補助食品
（固形タイプ）

昼食の例 *Lunch menu*

鶏そぼろ丼

牛丼、焼きとり丼、しょうが焼き丼など、たんぱく質食品の主菜がしっかりとれるお弁当を選びます。ごはん少なめのサイズを選ぶか、普通サイズならごはんを3分の1は残し、400～500kcalを目安にしましょう。

ミニサラダ

サラダを加えるとビタミン補給ができ、栄養のバランスが整います。生野菜でも温野菜でもどちらでもかまいません。

緑茶

飲み物はゆっくり飲んで口の中で人肌に戻れば、温かいものでも冷たいものでもかまいません。カップスープやみそ汁を添えてもよいでしょう。

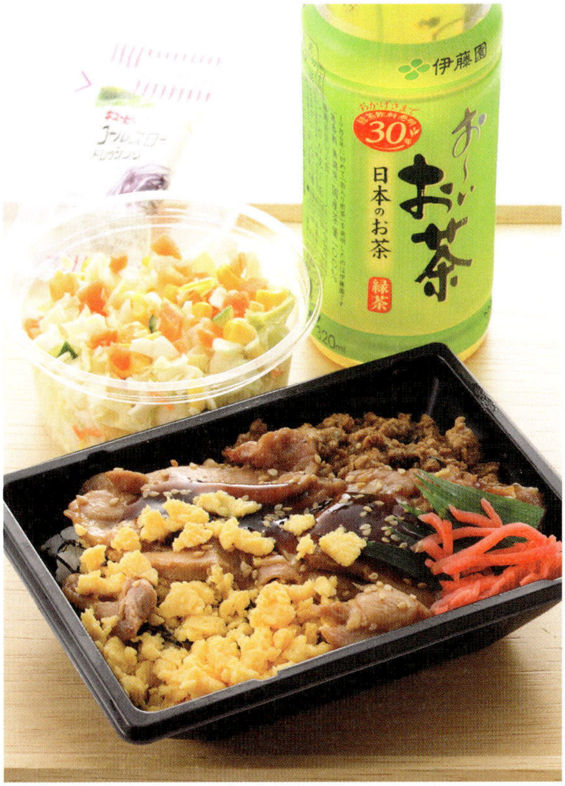

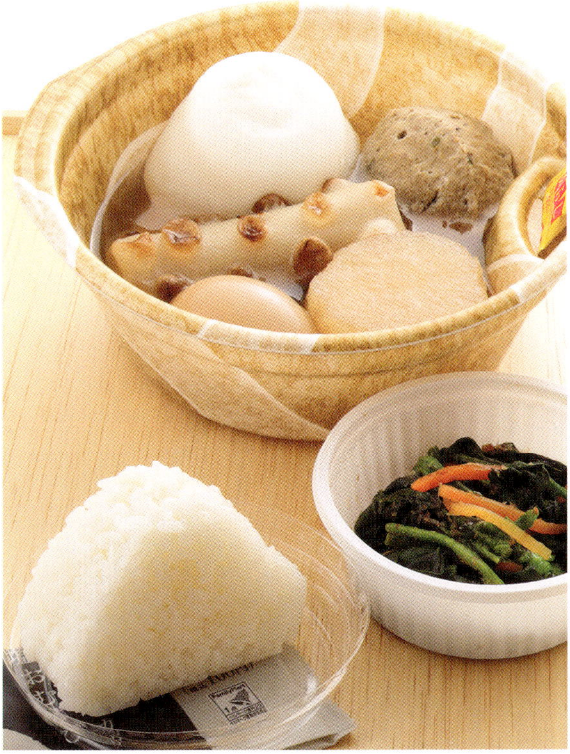

夕食の例 *Dinner menu*

おでん

おでんは消化が良く、たんぱく質が補給できるおすすめメニューです。こんにゃくやしらたき、昆布は食物繊維が多いので食べすぎに注意しましょう。

青菜の煮浸し

青菜のごまあえ、オクラと長芋のあえ物などでも。なければサラダでもよいでしょう。

塩むすび

術後すぐは、のりは避けたほうが安心です。具はサケ、ツナがおすすめです。

お手軽おつまみ

とくに症状がなければ、そろそろ医師からアルコール解禁の許可が出ることも。おつまみはぜひ、たんぱく質がとれるものを。手軽にできるおすすめメニューを紹介します。

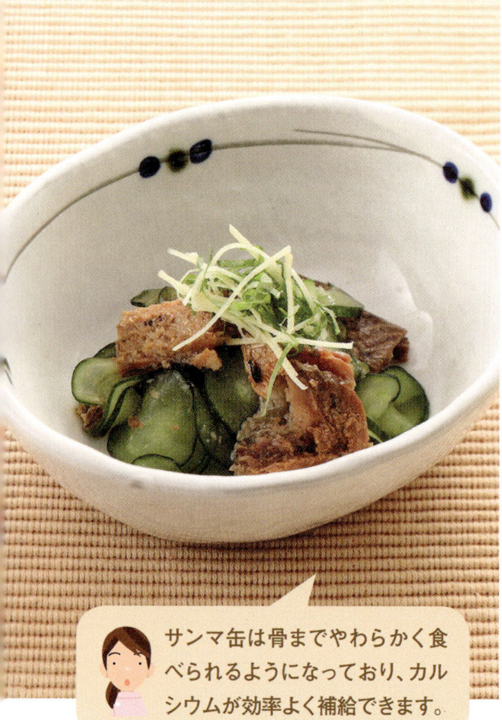

サンマ缶は骨までやわらかく食べられるようになっており、カルシウムが効率よく補給できます。

ダンピング症候群　貧血　骨粗しょう症

サンマ缶ときゅうりのあえ物

材料（1人分）

サンマのかば焼き缶……………………½缶（50g）
きゅうり…………½本（40g）
塩…………ミニスプーン½弱
酢……………………小さじ½
しょうがの薄切り……………½枚
青じその葉…………………1枚

1人分　141kcal
塩分1.1g／たんぱく質9.9g

1 サンマは一口大に切る。きゅうりは輪切りにして塩をふり、しんなりしたら水けを絞る。
2 1をボールに合わせて酢を加えてあえ、器に盛る。
3 しょうがと青じそはせん切りにしていっしょに水にさらし、水けを絞って1にのせる。

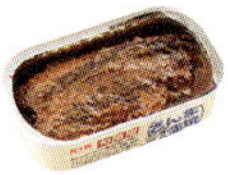

▶ **サンマのかば焼き缶**
たんぱく質、カルシウム、鉄、EPAと、栄養満点。焼いて余分な脂肪が落ちているので意外にさっぱり食べられます。

つかえ感　ダンピング症候群　貧血　乳糖不耐症　骨粗しょう症

サケ缶とクリームチーズのリエット

材料（作りやすい分量／2人分）

サケの水煮缶…………小1缶（固形45g）
クリームチーズ…………50g
にんにくのすりおろし…少量
塩……………ミニスプーン½
黒こしょう………………少量
レモン汁……………小さじ½
つけ合わせ（1人分）
バケット（5mm厚さスライス）………………3枚（20g）
ディル………………………適宜

1人分　154kcal
塩分0.7g／たんぱく質7.8g

1 サケは皮や骨を除く。
2 耐熱容器にクリームチーズを入れて電子レンジで10秒加熱し、スプーンなどでなめらかにつぶし、1とにんにく、塩、黒こしょう、レモン汁を加えてまんべんなく混ぜ合わせる。
3 器に盛ってディルを飾り、バケットを添える。

保存メモ
冷蔵庫で2〜3日持ちます。冷凍保存もできます。

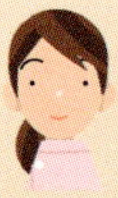

サケ缶とクリームチーズを混ぜるだけですが、回復に必要な栄養が豊富で消化もよく、保存もききます。サンドイッチの具にもどうぞ。

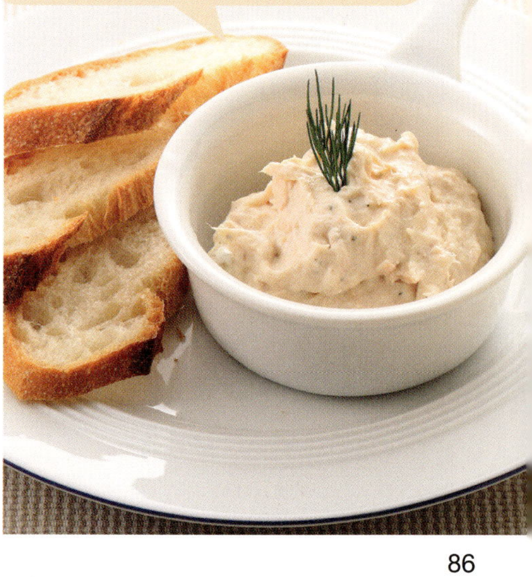

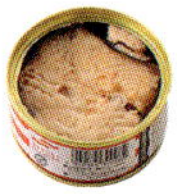

▶ **サケの水煮缶**
うま味が濃く、乳製品とよく合います。たんぱく質やEPAはもちろん、貧血を防ぐ葉酸やビタミンB_{12}も豊富です。

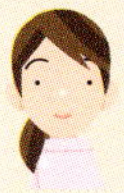

つるんと口当たりのよい豆腐に、カルシウムの宝庫、ちりめんじゃこをトッピングします。ごま油でいったじゃこの香ばしさで食がすすみますが、口内炎があるときは食べにくいので、シラス干しにかえましょう。

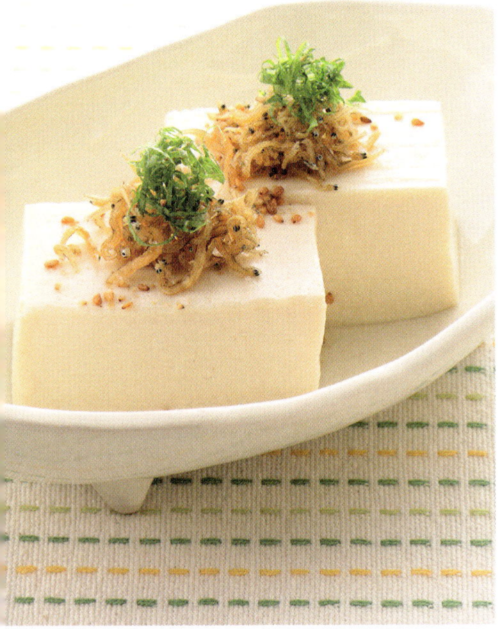

骨粗しょう症　食欲不振　味覚障害

冷ややっこのカリカリじゃこ添え

材料（1人分）

- 絹ごし豆腐……⅓丁（100g）
- ちりめんじゃこ………大さじ1
- ごま油…………………小さじ1
- 白すりごま…………小さじ⅕
- 塩……………ミニスプーン¼
- 青じその葉（せん切り）…1枚

1人分　111kcal
塩分0.7g／たんぱく質7.9g

1 豆腐はキッチンペーパーに包んで5分ほどおいて、軽く水けをきり、半分に切る。

2 フライパンにごま油を熱し、じゃこを入れて弱火でカリカリになるまでいる。

3 器に豆腐を盛って2をのせ、すりごまと塩をふり、青じそをのせる。

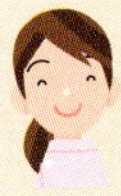

貧血の予防にも効果的なおつまみです。オムレツを焼くのがたいへんなら、スクランブルエッグにしても。

つかえ感　ダンピング症候群　貧血

レバーペーストのオムレツ

材料（1人分）

- 卵………………………1個
- a
  - 塩……………………少量
  - こしょう……………少量
- b
  - 玉ねぎ（みじん切り）…15g
  - バター…………小さじ½
  - 塩……………………少量
- きゅうりのピクルス（粗みじん切り）………10g
- バター………………小さじ1
- レバーペースト………大さじ1
- ミックスピクルス（カリフラワー、にんじん、きゅうり）…………15g

1人分　197kcal
塩分1.1g／たんぱく質8.9g

1 フライパンにbのバター小さじ½をとかし、玉ねぎを透き通るまでいため、塩をふる。

2 ボールに卵を割りほぐし、1とa、きゅうりのピクルスを入れて混ぜ合わせる。

3 フライパンを熱してバター小さじ1をとかし、2を一度に流して大きく混ぜ、半熟状になったらレバーペーストをのせて巻き、オムレツ形に整える。

4 器に盛り、ミックスピクルスを添える。

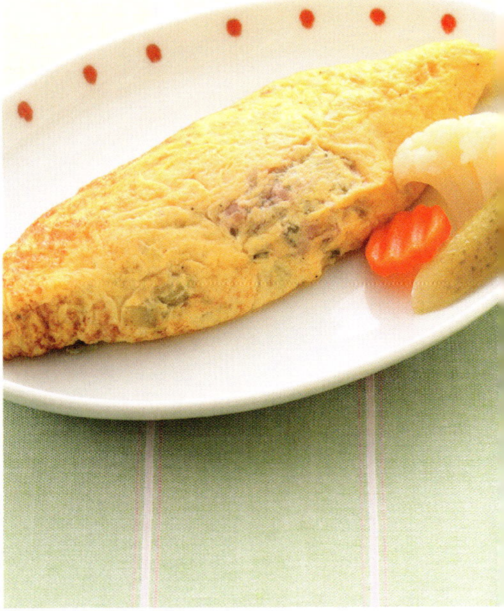

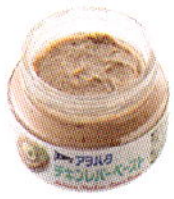

▶ **レバーペースト**
貧血予防に積極的にとりたい鉄の補給に絶好です。トーストやサンドイッチにもおすすめ。

家族の世話で忙しいかた

育児や介護に追われて、食事作りがたいへんな人

子育てや介護などに追われ、食事作りにあまり時間を割けない場合は、作りおきをしましょう。冷蔵庫や冷凍庫で保存できて、いろいろな食べ方ができる料理を作っておけば、2〜3回は手間をかけずにすみます。

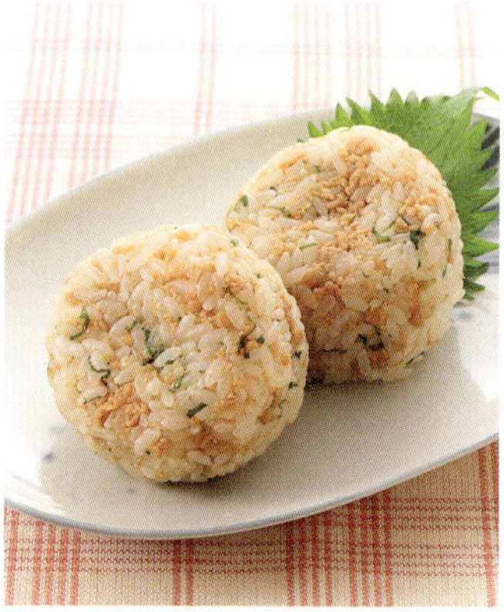

ダンピング症候群

こんなアレンジも

鶏そぼろおにぎり

温かいごはん150gに鶏そぼろ大さじ2と青じそのせん切り少量を混ぜ、そのまま混ぜごはんとして食べても。2〜3つに分けて握ればお弁当にも。

◎作りおき料理①

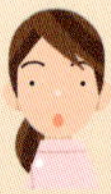

みそ風味の鶏そぼろはさめてもおいしく、ごはんに添えると食欲がすすむ「ごはんのお供」に最適です。めん類や野菜とも相性がよく、冷蔵、冷凍とも保存できます。

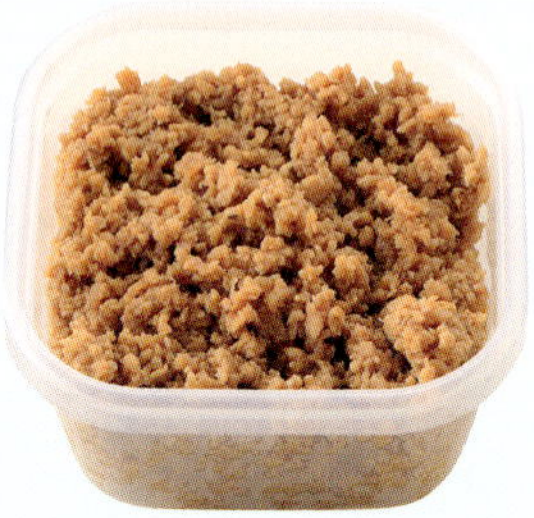

鶏そぼろ

材料（でき上がり370g）

鶏ひき肉……………………300g

a
- みそ……………大さじ2½
- 砂糖……………大さじ1½
- 酒…………………大さじ2
- しょうが（すりおろし）……………………小さじ1

全量 641kcal
塩分6.1g／たんぱく質68.4g

なべに鶏ひき肉とaを合わせて菜箸数本でよく混ぜ、火にかけてさらに混ぜながらひき肉がポロポロにほぐれて汁けがなくなるまでいり煮する。

保存メモ

あら熱がとれたら、保存用の密閉容器に移して冷蔵庫に。3日は持ちます。冷凍は冷凍用密閉ポリ袋に詰めて。

◎アレンジメニュー

胸やけ　つかえ感　ダンピング症候群

かぶと鶏そぼろのレンジ蒸し

材料（1人分）

鶏そぼろ…………大さじ2
かぶ……………1個（60g）
かぶの葉…………………1本

a
- だし……………大さじ2
- ごま油…………小さじ½
- かたくり粉……小さじ½

1人分 89kcal
塩分0.5g／たんぱく質6.0g

1 かぶは皮をむいてくし形に切る。葉は小口切りにする。
2 耐熱容器に、鶏そぼろとaを合わせてよく混ぜ、1を入れてあえる。ラップをふんわりかぶせて電子レンジで2分加熱する。
3 とり出して全体に大きく混ぜ、ラップをぴったりかぶせて2分おいて味をなじませる。

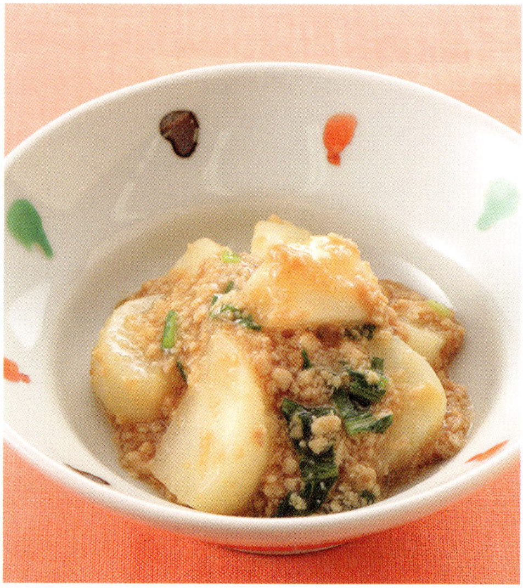

◎作りおき料理②

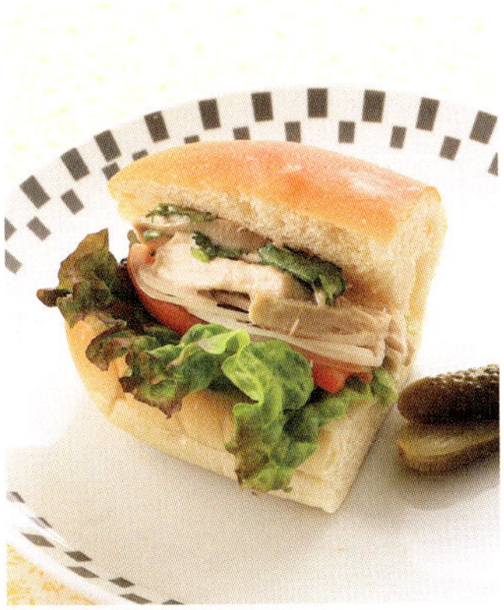

胸やけ　ダンピング症候群　食欲不振

こんなアレンジも

蒸し鶏のアジア風ドッグ

蒸し鶏60gを細く裂き、マヨネーズ大さじ1、ナンプラー小さじ1、はちみつ小さじ⅓、にんにくのすりおろし少量、香菜のあらみじん切り少量であえる。サニーレタス、玉ねぎやトマトの薄切りとともにサラダとして食べても。ドッグパンやロールパンにはさめばお弁当にもおすすめ。

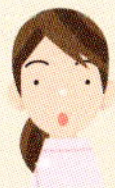

蒸し鶏はうす塩低脂肪で保存がきき、たんぱく質も満点。サラダやいため物、めん類、スープの具など、いろいろな料理に幅広く使えて重宝です。

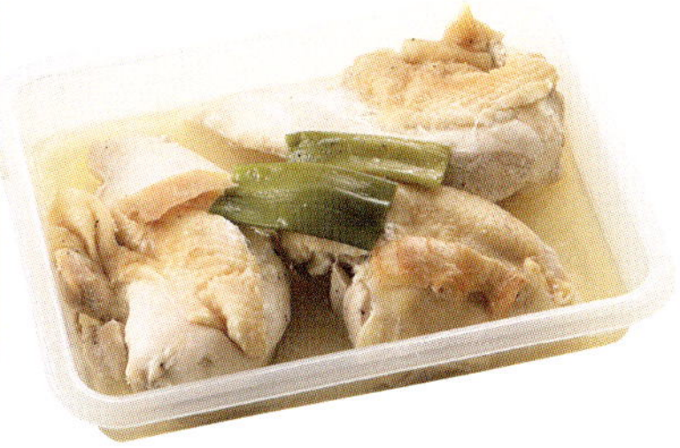

蒸し鶏

材料（3枚分／でき上がり540g）

鶏もも肉	3枚（660g）
塩	小さじ½
こしょう	少量
酒	大さじ2
しょうがの薄切り	2枚
ねぎの青い葉	5㎝

1枚分　423kcal
塩分1.0g／たんぱく質43.0g

1 鶏肉は余分な脂肪と筋を除いて水けをふきとり、塩とこしょうをすり込む。

2 耐熱容器に鶏肉を並べ、酒、しょうが、ねぎをのせ、ラップをふんわりかけて電子レンジで8分加熱する。

3 レンジからとり出してラップをぴったりかぶせ、そのままさめるまでおく。

保存メモ

香味野菜と蒸し汁ごと密閉容器に入れ、冷蔵庫で3日は持ちます。冷凍する場合は、鶏肉だけを冷凍用密閉ポリ袋に。

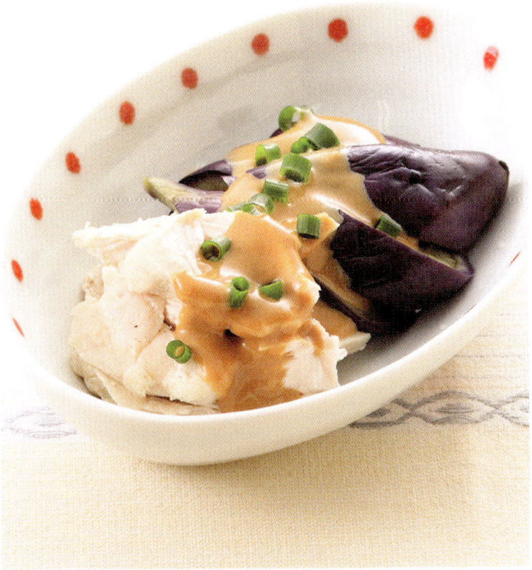

◎アレンジメニュー

胸やけ　食欲不振

蒸し鶏となすのごまだれかけ

材料（作りやすい量／2人分）

	蒸し鶏	⅓枚（60g）
	なす	2個
a	白練りごま	小さじ2
a	しょうゆ	小さじ1
a	酢	小さじ½
a	みりん	小さじ1
a	おろししょうが	少量
	小ねぎの小口切り	少量

1人分　200kcal
塩分0.8g／たんぱく質16.3g

1 蒸し鶏は手で細く裂く。

2 なすは1個ずつラップに包み、電子レンジで2分30秒加熱し、そのままあら熱がとれるまでおく。あら熱がとれたら縦半分に切って斜め切りにする。

3 器に1の蒸し鶏と2のなすを盛り合わせ、aを混ぜ合わせてかけ、小ねぎを散らす。

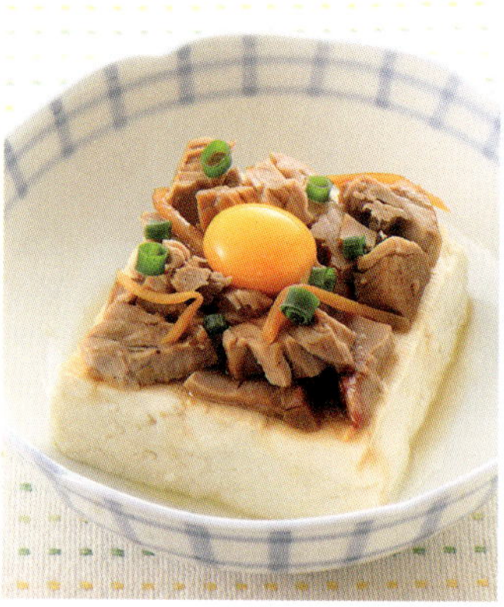

胸やけ　ダンピング症候群　貧血

こんなアレンジも

豆腐のカツオしぐれ蒸し

軽く水きりをした豆腐⅓丁にカツオのしぐれ煮2～3切れ分を手でざっとほぐしてのせ、しょうゆとごま油各小さじ½をたらしてラップをふんわりとかけ、電子レンジで1分30秒加熱。うずら卵の黄身をのせ、小ねぎの小口切りを散らして食卓へ。

◎作りおき料理③

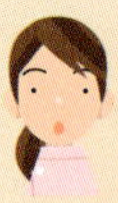

カツオはたんぱく質、鉄、ビタミンB12が多く、貧血予防に効果的な魚です。まだ生食は避けたいので、しょうがをきかせて甘辛に煮ておけば「ごはんのお供」に重宝します。

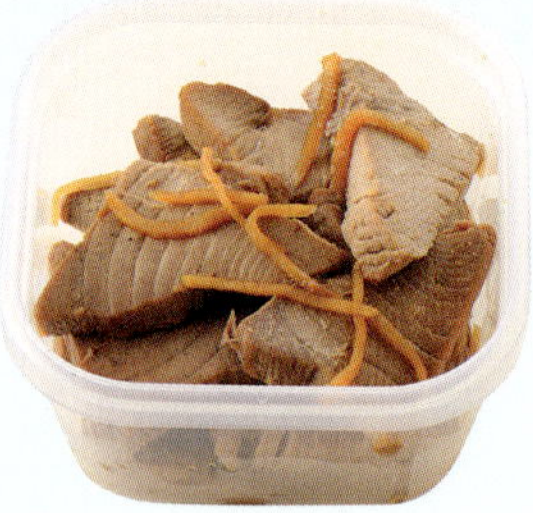

カツオのしぐれ煮

材料（でき上がり250g）

- カツオ……200g
- しょうが……½かけ
- a
  - しょうゆ……大さじ1½
  - 酒……大さじ2
  - 砂糖……大さじ1
  - みりん……大さじ1
  - 水……大さじ2

全量　309kcal
塩分4.1g／たんぱく質53.8g

1 カツオは薄くそぎ切りにしてざるに並べ、熱湯を回しかけて霜降りにする。
2 しょうがは太めのせん切りにする。
3 なべにaを合わせて煮立て、カツオとしょうがを入れる。クッキングシートに空気穴をあけてかぶせて落としぶたにし、弱めの中火にして汁けがなくなるまで煮る。

保存メモ
あら熱がとれたら密閉容器に移し替え、冷蔵庫に。3～4日は持ちます。

◎アレンジメニュー

ダンピング症候群　貧血　食欲不振　味覚障害

カツオの簡単ちらしずし

材料（1人分）

- 温かいごはん……150g
- a
  - 酢……大さじ½
  - 砂糖……小さじ⅔
  - 塩……ミニスプーン½強
- カツオのしぐれ煮……4～5切れ（50g）
- きゅうり……¼本（20g）
- 塩……少量
- いり白ごま……小さじ1
- 青じその葉（せん切り）…2枚
- みょうが（せん切り）…½本

1人分　346kcal
塩分1.5g／たんぱく質15.5g

1 温かいごはんをボールに入れ、aを混ぜ合わせてからふり入れ、さっくりと混ぜる。
2 カツオのしぐれ煮は手で大きめにほぐす。
3 きゅうりは小口切りにして塩をふり、しんなりしたら水けを絞る。
4 青じそとみょうがは水にさらしてざるにあげ、水けをよくきる。
5 1に2と3、白ごまを加えてさっくり混ぜる。器に盛って4を散らす。

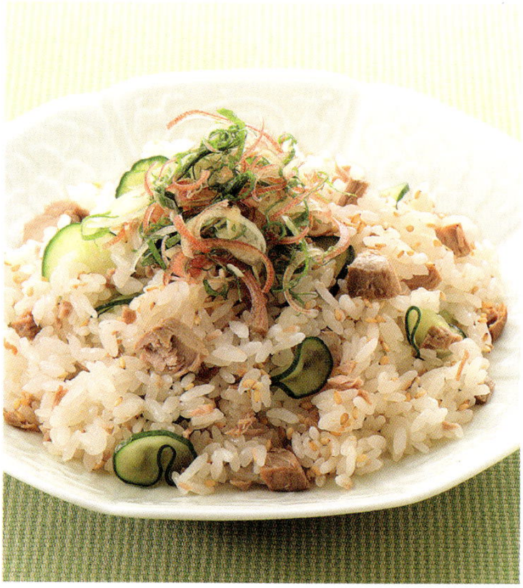

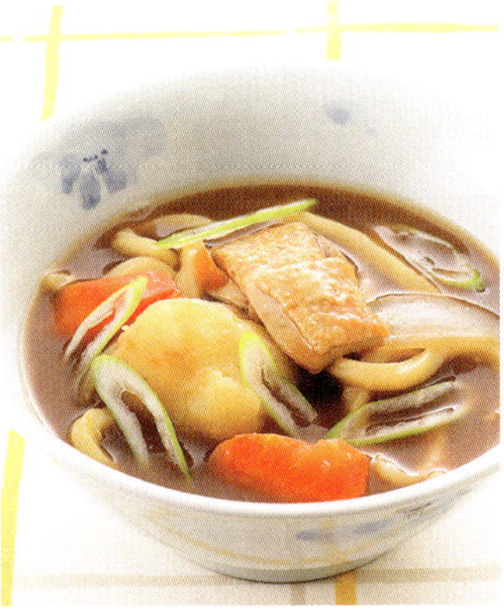

つかえ感　食欲不振

こんなアレンジも

みそ煮込みうどん

1人分は、ポトフの具½人分、ポトフの汁と水各¾カップを合わせて煮、赤だしみそ大さじ1弱をとき入れてゆでうどん150gを煮込み、ねぎの斜め薄切りを散らす。そうめんでにゅうめんにしても。

◎作りおき料理④

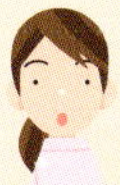

ポトフは肉も野菜もスープも同時にでき、火にかけっぱなしですむので、時間を有効利用できます。うすい塩味だけなので、アレンジもしやすく、重宝な作りおき料理です。

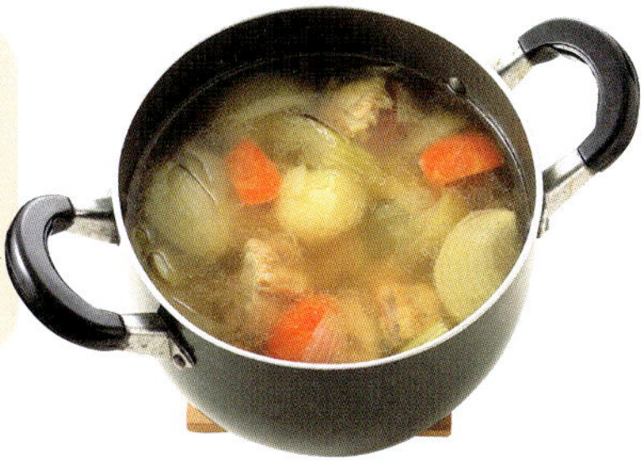

ポトフ

材料（作りやすい量／6人分）

鶏もも肉………2枚（400g）
にんじん（乱切り）
………………1½本（150g）
玉ねぎ（くし形切り）
…………大1½個（370g）
セロリ（斜め切り）½本（60g）
じゃが芋（4つ切り）
………………3個（300g）
サラダ油……………小さじ1
顆粒ブイヨン…………小さじ1
ローリエ…………………1枚
水……………………6カップ
塩……………………小さじ1
こしょう………………少量

1人分 213kcal
塩分1.1g／たんぱく質12.5g

1 鶏肉は余分な脂肪と筋を除いて一口大に切る。
2 厚手の深なべに油の半量を熱し、鶏肉を入れて表面をきつね色に焼き、とり出す。
3 なべに残った脂をふきとり、残りのサラダ油を入れて熱し、にんじん、玉ねぎ、セロリを入れていためる。鶏肉を戻し、水と顆粒ブイヨン、ローリエ、じゃが芋を加える。煮立ったらアクを除いてふたをし、弱火で15～20分煮る。
4 野菜に火が通ったら塩とこしょうで味を調える。

保存メモ
室温に置く場合は1日に1回は火を通しましょう。気温が20度以上の時季は冷蔵庫に。いずれも3日は持ちます。

◎アレンジメニュー

胸やけ　つかえ感　ダンピング症候群

トマトリゾット

材料（1人分）

ごはん………………100g
ポトフの具…½人分（125g）
ポトフの汁………¾カップ
トマト（1cm角切り）
……………¼個（50g）
にんにく（みじん切り）
…………スライス1枚分
オリーブ油………小さじ1
塩…………ミニスプーン½
こしょう……………少量
粉チーズ…………小さじ1

1人分 335kcal
塩分1.4g／たんぱく質10.1g

1 なべに、にんにくとオリーブ油を入れて火にかけ、香りが立ったらトマトを入れてさっといためる。
2 1にポトフの具を入れて木べらで食べやすい大きさにほぐす。ポトフの汁を加えてごはんを入れ、2分煮、塩とこしょうで味を調える。
3 器に盛り、粉チーズをふる。

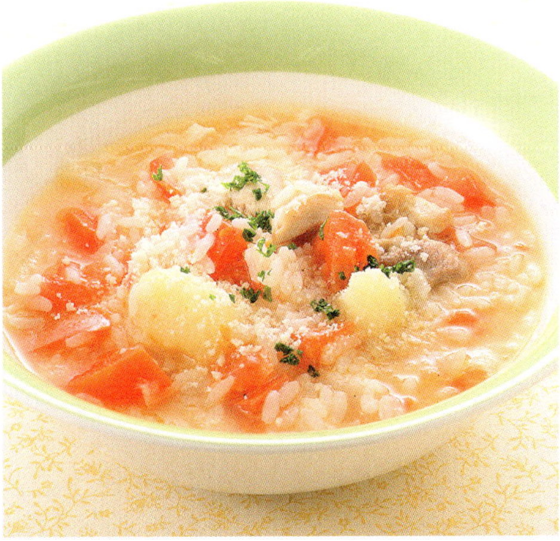

作りおき料理の
じょうずな保存法

食べられる量が少ない時期は、作りおきのきく料理が便利です。加熱調理ずみの料理は冷蔵庫で数日は持ち、冷凍保存できればさらに便利です。冷蔵、冷凍に向くもの、じょうずに保存するポイントをまとめましたので、参考にしてください。ゆっくりと時間をかけ、よくかんで食べるためにも、調理はがんばりすぎないことがたいせつです。

肉、魚

ポイント1

かならず生鮮素材を選び、できるだけ早く下処理を

冷凍品を解凍した肉や魚は保存には向きません。とくに冷凍は、再冷凍することになり、味が落ちるうえ、衛生面でも心配です。生肉、生魚の場合は、購入後できるだけ早く下処理すれば、鮮度が落ちにくく保存できます。

ポイント2

生肉、生魚は「づけ」で空気を遮断

肉や魚は塩麹、みりんじょうゆ、みそ、酒粕、ヨーグルト、オリーブ油などの調味液に漬けこむ「づけ」がおすすめ。調味液が空気を遮断するので変質しにくくなります。冷蔵庫で2日、冷凍庫で2〜3週間持ちます。

ポイント3

加熱した料理は冷蔵庫でOK

加熱した肉や魚料理はほとんど、冷蔵庫で2〜3日持ちます。酢やオリーブ油で表面を覆った料理なら、1週間は持ちます。

例

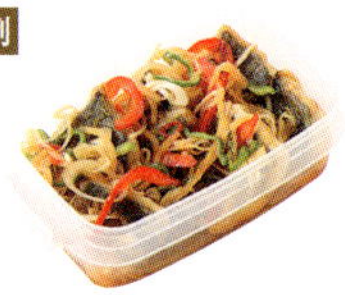

アジの南蛮酢漬け（66ページ）
密閉容器に詰めて冷蔵庫に。とり出すときに雑菌を入れないように清潔な菜箸を使い、ときどき漬け汁をからめて乾燥を防ぎましょう。

ポイント4

冷凍向き作りおきは、鶏肉とひき肉料理

冷凍保存におすすめしたいのは、少量ずついろいろな用途に活用できる料理です。とくに冷凍してもパサつきにくく、おいしく食べられるのは鶏肉とひき肉です。

例

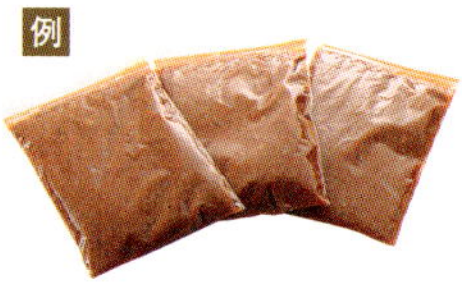

ミートソース（54ページ）
充分にさましてから、1回分ずつ冷凍用密閉ポリ袋に薄く平らに入れ、空気を抜きながら封をし、冷凍庫に。1か月持ちます。

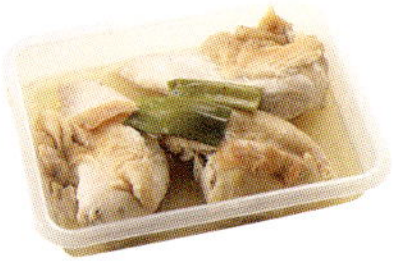

蒸し鶏（89ページ）
冷蔵庫でも3〜4日持ちますが、冷凍保存すれば2〜3週間持ちます。蒸し鶏を1枚ずつ冷凍用密閉ポリ袋に入れて冷凍庫へ。

野菜

ポイント1

加熱すれば冷凍可能ですが、食感はダウン

水分の多い野菜はそのままでは冷凍できません。加熱すれば冷凍できますが、家庭の冷凍庫では、市販品のように完全に凍らないので、食感が悪くなります。市販の冷凍野菜を使うほうが賢明です。

ポイント2

冷凍野菜のおすすめは香味野菜

家庭で作る野菜の冷凍でおすすめしたいのは、香味野菜。刻むかすりおろして細胞を壊して、1回分ずつ小分けにして冷凍庫に。凍ったまま使えます。

以下、冷凍保存に向く野菜と保存方法です。

玉ねぎ……みじん切り、薄切り
ねぎ、小ねぎ、みょうが……小口切り
パセリ、ミントなどハーブ類……みじん切り
しょうが、にんにく……みじん切り、薄切り、すりおろし

ポイント3

冷凍向き作りおきはポタージュ

野菜を煮てミキサーにかけるポタージュは、野菜の細胞が壊れているので、冷凍しても変質しません。残り野菜がたまったらポタージュに仕立てて冷凍しておくと便利です。

例

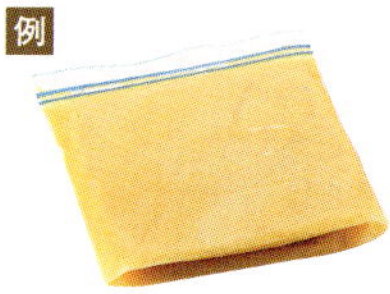

かぼちゃのポタージュ（29ページ）
冷凍用密閉ポリ袋に薄く平らに入れて空気を抜いて密閉し、冷凍庫に。1か月持ちます。

退院後3か月からの食事

―体重が減らなくなったら―

1食にとれる量が増えてきて、体重も安定してきているのではないでしょうか。体調も落ち着いて、食欲を感じるメニューが増えているはず。100㌻に、そんな回復を祝って囲むお祝いメニューを紹介しました。
食事量が増えてきたら間食を減らしますが、よくかんでゆっくり食べる習慣は続けてください。また、回復には個人差があるので、焦らず自分のペースで進めましょう。

食事指導◎中濱孝志（がん研有明病院　栄養管理部副部長）
望月宏美（がん研有明病院　栄養管理部栄養主任）

退院後3か月からの食事のポイント

退院後3か月を迎えて、体力が戻ってきたと感じているかもしれません。食べられる量も増えて、いろいろな食材や料理に食欲を感じるようなら安心です。回復の歩みをじょうずにコントロールするポイントを紹介します。

症状がなく、体重が減らなければ1日3食に

退院後3か月間は、新たな消化システムに体が慣れ、消化機能が回復する時間でした。退院後3か月すぎたら、1食の量を少しずつ増やして、1日3食の生活に切り替えていきます。

当分のあいだは間食を1〜2回入れながら様子を見ましょう。食事量を増やしても胸やけやもたれ感、下痢などの症状が起こらないようなら、消化機能が回復したしるしです。間食を減らして1日3食にしてもだいじょうぶです。

もちろん、回復には個人差があります。まだ食事量が少ない、または食欲が出なくても焦らなくてだいじょうぶです。確実に体は慣れてくるので、食事の練習を継続しましょう。

好きな料理もとり入れ、食べる楽しみを広げましょう

洋風、中国風など、好きな料理も徐々に試していきましょう。おなかと相談しながら、食べすぎないように注意し、よくかんでゆっくり食べて体に慣らしていきます。

油脂や塩分のとりすぎに気をつけましょう

食事の量が増えて、調理法も広がってくると、油脂や塩分の量も当然増えてきます。いずれもこれまでは、とくに制限をしなくても、食事量全体が少ないので、適量でおさまっていました。でも、食事量が増えてきたら、油脂や塩分の量を意識するようにしましょう。

うす味、あっさり味ばかりでは食欲が出ないという場合は、だしなどのうま味、酸味、スパイスや香味野菜をきかせましょう。油控えめのうす味でもアクセントがついて食欲をそそります。

食事の仕方は、「ゆっくり」を基本に

仕事や家事が徐々に以前のペースに戻ってくると、つい食事時間が不規則になったり、短時間にせかせか食べる癖が復活しがちです。食事をゆっくり時間をかけて食べる習慣は、これからも続けましょう。

なお、糖尿病や高血圧などの持病があるかたは、かかりつけの医師に診てもらい、今後の食事や治療について相談しましょう。

退院後3か月の1日3食の献立

体力が戻り、お弁当を持って出かける日も増えてきたのではないでしょうか。そんな日のための献立です。スープはインスタント、お弁当には作りおき料理を活用すると調理時間の短縮につながります。

朝食 *Breakfast menu*

目玉焼きとキャベツのトーストサンド
野菜とウインナのホットサラダ
即席コーンスープ

1人分 597kcal
塩分4.6g／たんぱく質25.6g

即席コーンスープ

材料（1人分）

コーンスープのもと（市販品、粉末）……1袋
牛乳……$\frac{3}{4}$カップ

カップにコーンスープのもとを入れて温めた牛乳を注ぎ、よく混ぜ合わせる。

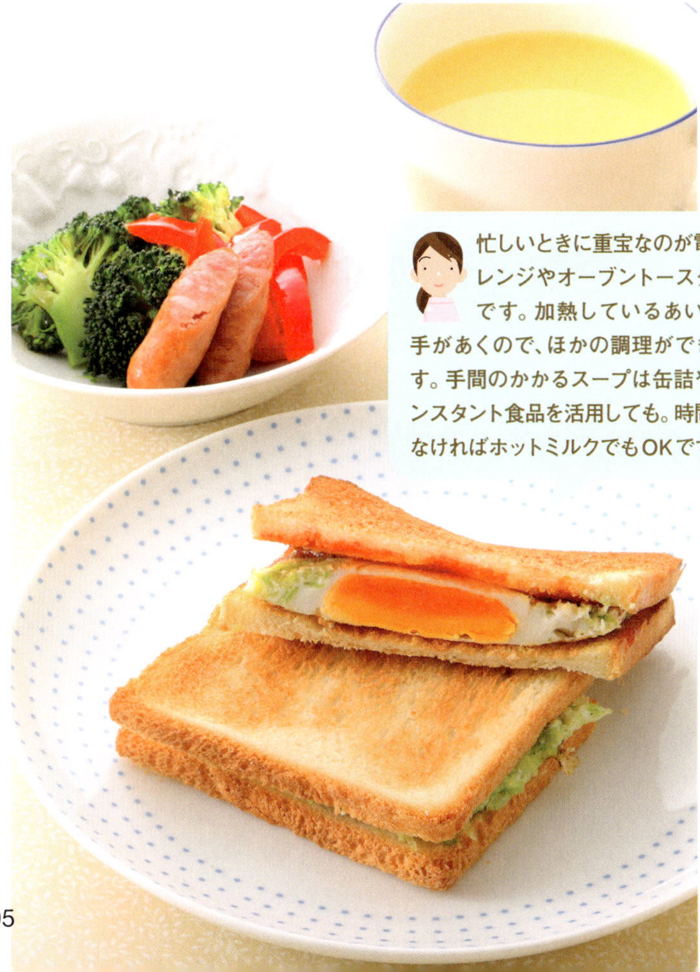

忙しいときに重宝なのが電子レンジやオーブントースターです。加熱しているあいだ、手があくので、ほかの調理ができます。手間のかかるスープは缶詰やインスタント食品を活用しても。時間がなければホットミルクでもOKです。

目玉焼きとキャベツのトーストサンド

材料（1人分）

食パン（10枚切り）……2枚
卵……1個
キャベツ（せん切り）……$\frac{1}{2}$枚（30g）
サラダ油……小さじ$\frac{1}{2}$
塩……少量
こしょう……少量
マスタード……小さじ$\frac{1}{2}$
トマトケチャップ……小さじ2

1 フライパンに油を熱してキャベツをいため、塩、こしょうをふり、食パンの大きさにまとめる。中央をくぼませて卵を割り落とし、ふたをして両面を焼く。
2 食パンはトースターで焼く。
3 パン1枚にマスタードを塗って1をのせ、ケチャップをかけ、もう1枚のパンではさみ、食べやすく切る。

野菜とウインナのホットサラダ

材料（1人分）

ブロッコリー……50g
赤パプリカ……20g
ウインナソーセージ……1本
ドレッシング（市販品）……大さじ$\frac{1}{2}$

1 ブロッコリーは小房に分け、パプリカは8㎜幅に、ウインナは斜め切りにする。
2 耐熱容器に1を盛り合わせ、ラップをふんわりとかけ、電子レンジで1分30秒加熱する。ドレッシングをかける。

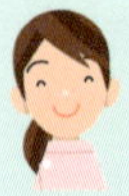

久しぶりの社会生活で体力が消耗しないよう、栄養補助食品入りのミートソース（54ページ参照）を使って、エネルギー補給を心がけます。しいたけを少し忍ばせて歯ごたえのよいペンネにからめれば、早食い防止効果大。サラダの酸味と果物の甘味が疲労回復を促してくれます。

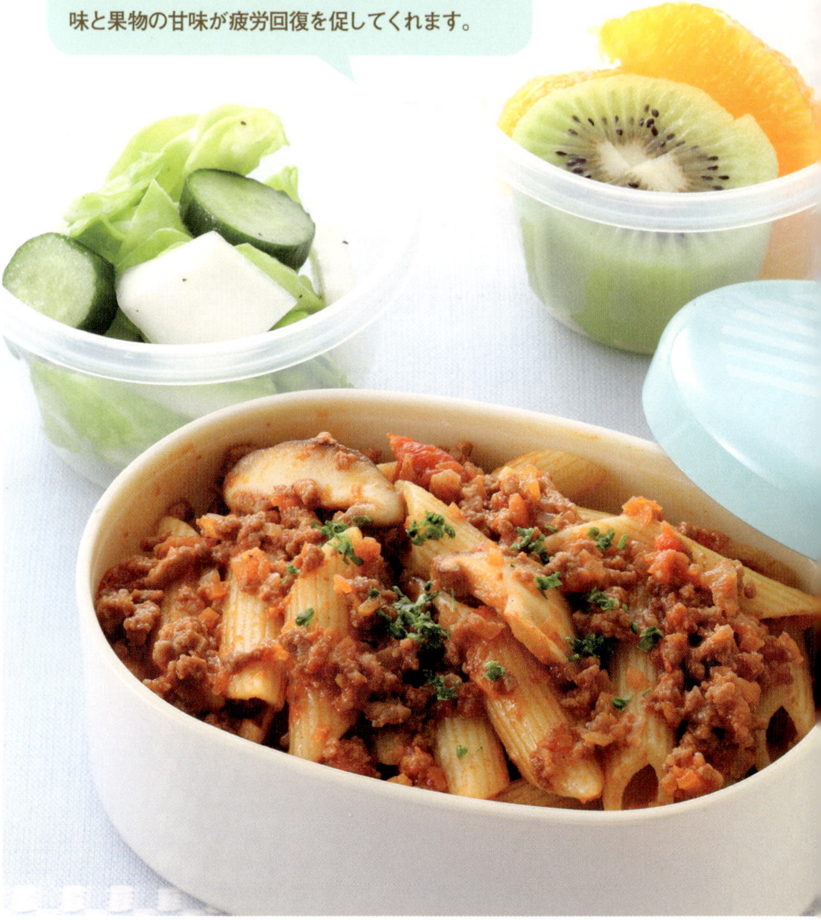

ミートソースと しいたけのペンネ

材料（1人分）

ペンネ（乾燥）……………………80g
ミートソース（54ページ）…………120g
生しいたけ（薄切り）……………1枚
オリーブ油…………………小さじ½
パセリ（みじん切り）……………少量

1 ペンネは塩（分量外）を加えたたっぷりの熱湯で表示時間通りにゆで、ざるにあげる。
2 フライパンにオリーブ油を熱してしいたけをさっといため、ミートソースを加えて温め、**1**を加えてあえる。
3 弁当用の容器に**2**を盛り、パセリを散らす。

キャベツとかぶの マリネサラダ

材料（作りやすい量／5人分）

キャベツ（ざく切り）……2枚（130g）
かぶ（5㎜厚さのいちょう切り）
……………………………1個（60g）
きゅうり（5㎜厚さの輪切り）
……………………………1本（80g）
塩……………………………小さじ½
a
- サラダ油……………………小さじ1
- レモン汁……………………小さじ2
- 砂糖…………………………小さじ½
- 塩………………………ミニスプーン½
- こしょう……………………少量

1 ボールにキャベツ、かぶ、きゅうりを合わせて塩をふり、しばらくおいてしんなりしたら水けを絞る。
2 aを混ぜ合わせて**1**をあえる。

果物盛り合わせ

材料（1人分）

キウイフルーツ………½個（40g）
オレンジ………………¼個（30g）

保存メモ
マリネサラダはあえてから10分以上おいて味がなじんだら食べごろ。お弁当に持参すると、少ししんなりして食べやすいでしょう。冷蔵庫で2〜3日持ちますが、時間がたつと水けが出るので、お弁当には1日目ものがおすすめ。

昼食 *Lunch menu*（お弁当）

ミートソースと
しいたけのペンネ
キャベツとかぶのマリネサラダ
果物盛り合わせ

1人分 546kcal
塩分1.8g／たんぱく質22.0g

間食のとり方 *Eating between meals*

食事量が増えてきたら、
間食を徐々に減らしてみます

朝、昼、夕の３食が充分な量をとれるようになったら、間食は減らしてかまいません。まず、午前、午後の２回の間食をどちらか１回に減らしてみます。数日くらい続けても体重が減ることなく、体調もよいようならそのまま様子を見ましょう。さらに１日１回の間食も、量を減らしたり、隔日にするなどして頻度を減らしてもよいでしょう。

もちろん、食欲が出なかったり、体重が減るときは、間食を続けてください。焦らず、自分のペースで戻していきましょう。血糖値が高いかたは、糖質が少ないチーズなどを間食にとり入れると安心です。

おすすめの間食例

外出先で手軽にとれる間食の例を写真で紹介しました。栄養補助食品を利用したり、牛乳、豆乳、ヨーグルトなど、たんぱく質の多いドリンクを選ぶとなおよいです。昼を外食ですませた日は、間食にカットフルーツや野菜ジュースなどを選び、ビタミン補給するのも手です。

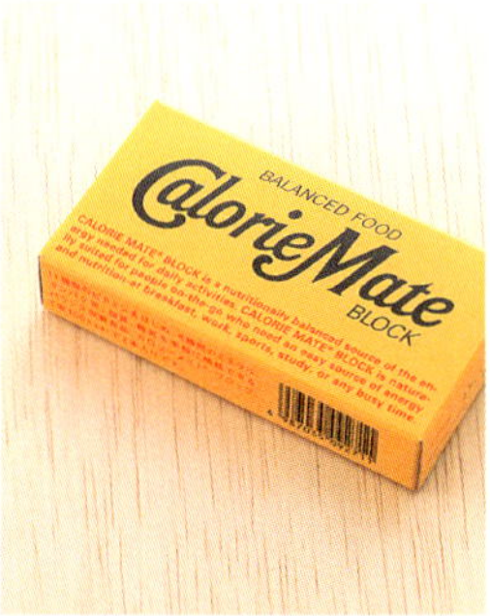

エネルギー補給に

栄養補助食品
（固形タイプ）

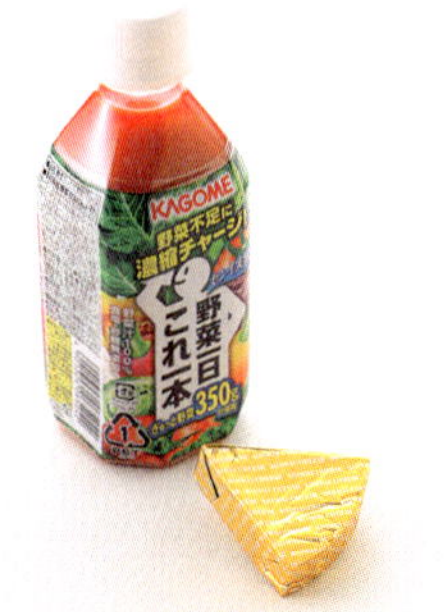

ビタミンと
たんぱく質補給に

野菜ジュース＆6Pチーズ
野菜ジュース（350mℓ）
6Pクリーミーチーズ（20g）
148kcal
塩分0.9g
たんぱく質6.6g

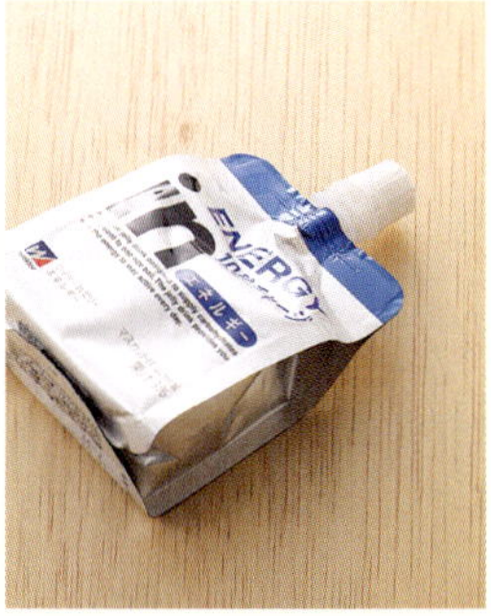

ビタミン補給に

ビタミンゼリー
ドリンク

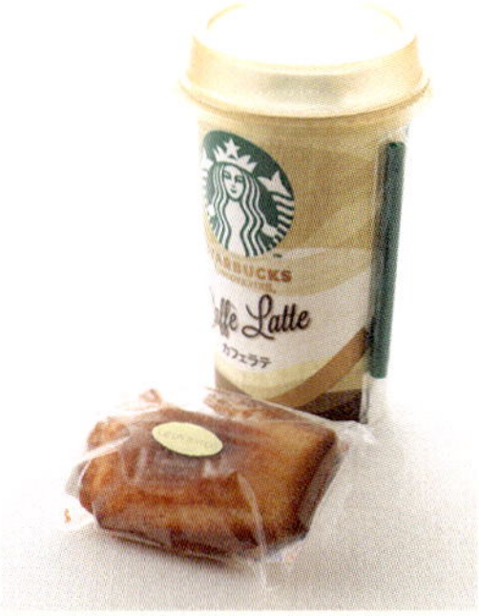

エネルギーと
たんぱく質補給に

マドレーヌ＆カフェオレ
マドレーヌ１個（25g）
カフェオレ（200mℓ）
261kcal
塩分0.3g
たんぱく質7.2g

夕食 Dinner menu

アジのたたき
豆腐とアサリのレンジ蒸し
沢煮わん
ごはん

1人分 536kcal
塩分3.8g／たんぱく質32.2g

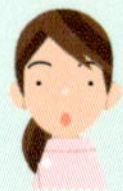

生魚、貝、海藻、根菜と、控えめにしていた食材が盛りだくさん。旬のものを選んで、よくかんでゆっくり時間をかけて食べましょう。

沢煮わん

材料（1人分）

豚ロース薄切り肉……1切れ（20g）
大根……15g
にんじん……10g
ごぼう……5g
さやえんどう……2枚
だし……$\frac{3}{4}$カップ
しょうゆ……小さじ$\frac{1}{5}$
塩……ミニスプーン1弱

1 豚肉は細く切る。大根、にんじん、ごぼうはいずれもせん切りにし、ごぼうは水にさらす。
2 さやえんどうは筋を除いて斜めせん切りにする。
3 なべにだしを温め、**1**を入れて煮立ったらアクをすくい、ふたをして火を弱め、2～3分、ごぼうがやわらかくなるまで煮る。
4 しょうゆと塩で味を調え、**2**を加えてひと煮する。

●**ごはん**（1人分）……180g

豆腐とアサリのレンジ蒸し

材料（1人分）

もめん豆腐……$\frac{1}{3}$丁（100g）
アサリ（殻つき）……大3粒（45g）
わかめ（もどしたもの）……20g
酒……小さじ2
a しょうゆ……小さじ1
a 酢……小さじ1
a ごま油……小さじ1
a 一味とうがらし……少量

1 豆腐はキッチンペーパーに包んでしばらくおき、水けをきる。
2 アサリは砂抜きをし、殻つきのまま洗う。わかめは筋を除き、一口大に切る。
3 耐熱皿に豆腐をざっとくずして置き、アサリとわかめをのせる。酒をふってラップをふんわりかぶせ、電子レンジで3分加熱する。
4 器に盛り、aをかける。

アジのたたき

材料（1人分）

アジ（刺し身用三枚おろし）……1尾分（正味70g）
青じその葉（あれば）……1枚
しょうがの薄切り……$\frac{1}{2}$枚
みょうが……$\frac{1}{4}$本
しょうゆ……小さじ1

1 アジは小骨を除いて皮をむき、斜め5mm幅に切る。
2 青じそとみょうがは短めのせん切りにし、しょうがはみじん切りにする。
3 器に、あれば青じそを敷いてアジを盛り、**2**をのせる。食卓で全体をあえながら別皿のしょうゆをつけていただく。

Column 刺し身は食べていいの？

胃酸の分泌が減ると、食べ物とともに胃腸に入る雑菌を殺菌する力が弱まります。そのため、刺し身を食べるなら、新鮮な物を選ぶようにしましょう。ただ、化学療法を受けている場合は、治療により抵抗力が一時的に落ちるときがあります。医師に相談してください。

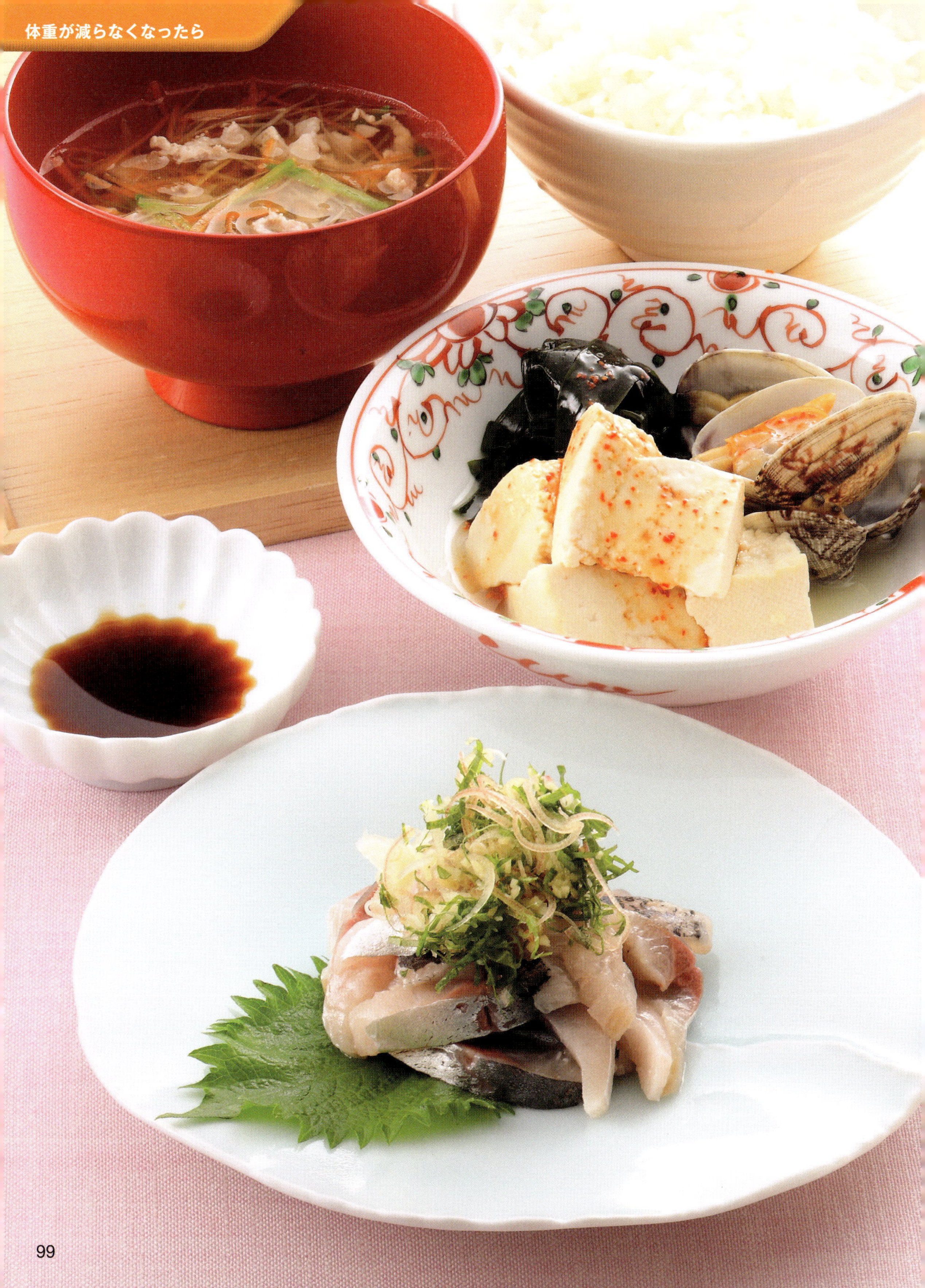

お祝い膳

手術後、家族と同じものが食べられないのでは、と心配されるかたがいらっしゃいますが、食べ方や調理をくふうすればだいじょうぶです。術前と同じようにハレの日やお祝いごとの日を楽しみましょう。
お祝い膳には大皿盛りが似合いますが、食べるときは適量をとり分けて、マイペースでゆっくりいただきましょう。適量は102～103㌻に1人分の分量と盛り付け写真を掲載しているので参考にしてください。

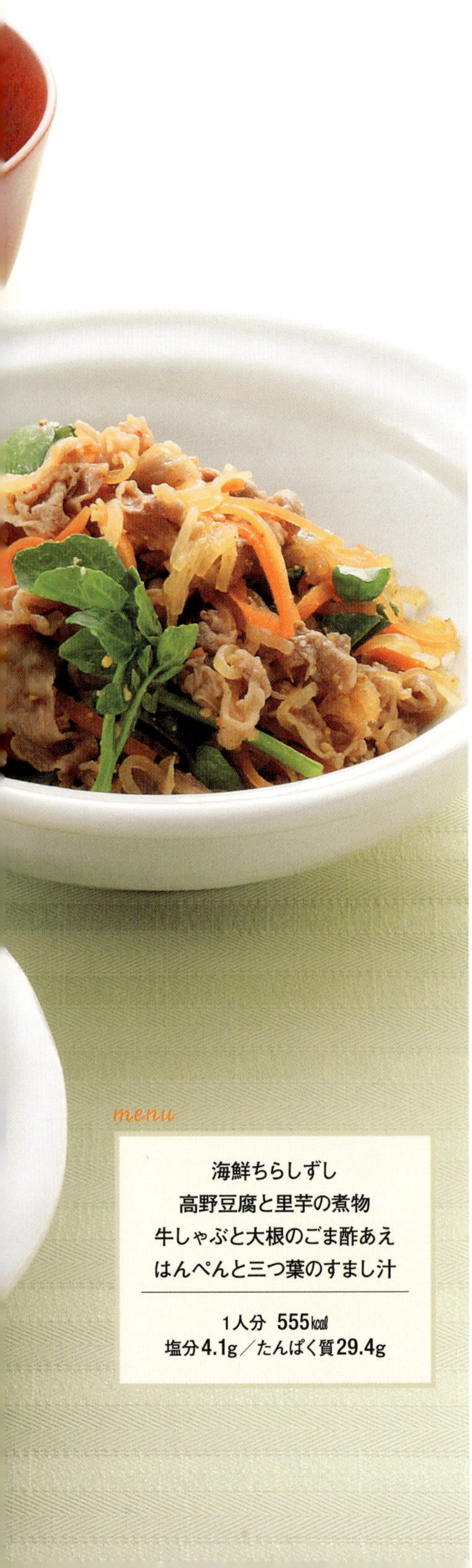

menu

海鮮ちらしずし
高野豆腐と里芋の煮物
牛しゃぶと大根のごま酢あえ
はんぺんと三つ葉のすまし汁

1人分 555kcal
塩分4.1g／たんぱく質29.4g

Column ごちそうもじょうずに楽しみましょう

● おせち料理

おすすめは、伊達巻き、ブリの照り焼き、松風焼き、なます、栗きんとんなどです。一方、控えめにしたいのが黒豆、たたきごぼう、昆布巻きなど、食物繊維が多い料理です。いずれも少量をよくかんでゆっくり食べましょう。

雑煮も、もちがつかえやすいので、つかえ感やもたれ感があるときは控えたほうが安心です。

● クリスマスなどの洋風料理

肉料理はシンプルなヒレステーキがおすすめ。魚介類なら、カキや白身魚のグリル、ブイヤベースやクリーム煮などの煮込み料理がおすすめです。

デザートは、もたれ感があるときはゼリーやプリン、ムース、アイスクリームがおすすめ。ケーキは、体調の良いときは問題ありません。

● 中国風料理

いため物ばかりにならないよう、棒々鶏、押し豆腐のあえ物、ピータンなどの前菜に、スープやシューマイ、蒸しギョーザなどの点心を組み合わせましょう。

メイン料理のおすすめは、カニ玉、麻婆豆腐、八宝菜など。仕上げの主食は白いご飯や花巻（蒸しパン）がおすすめ。めん類やチャーハンを食べたいときは、メイン料理を控えて、前菜を多めにするとよいでしょう。

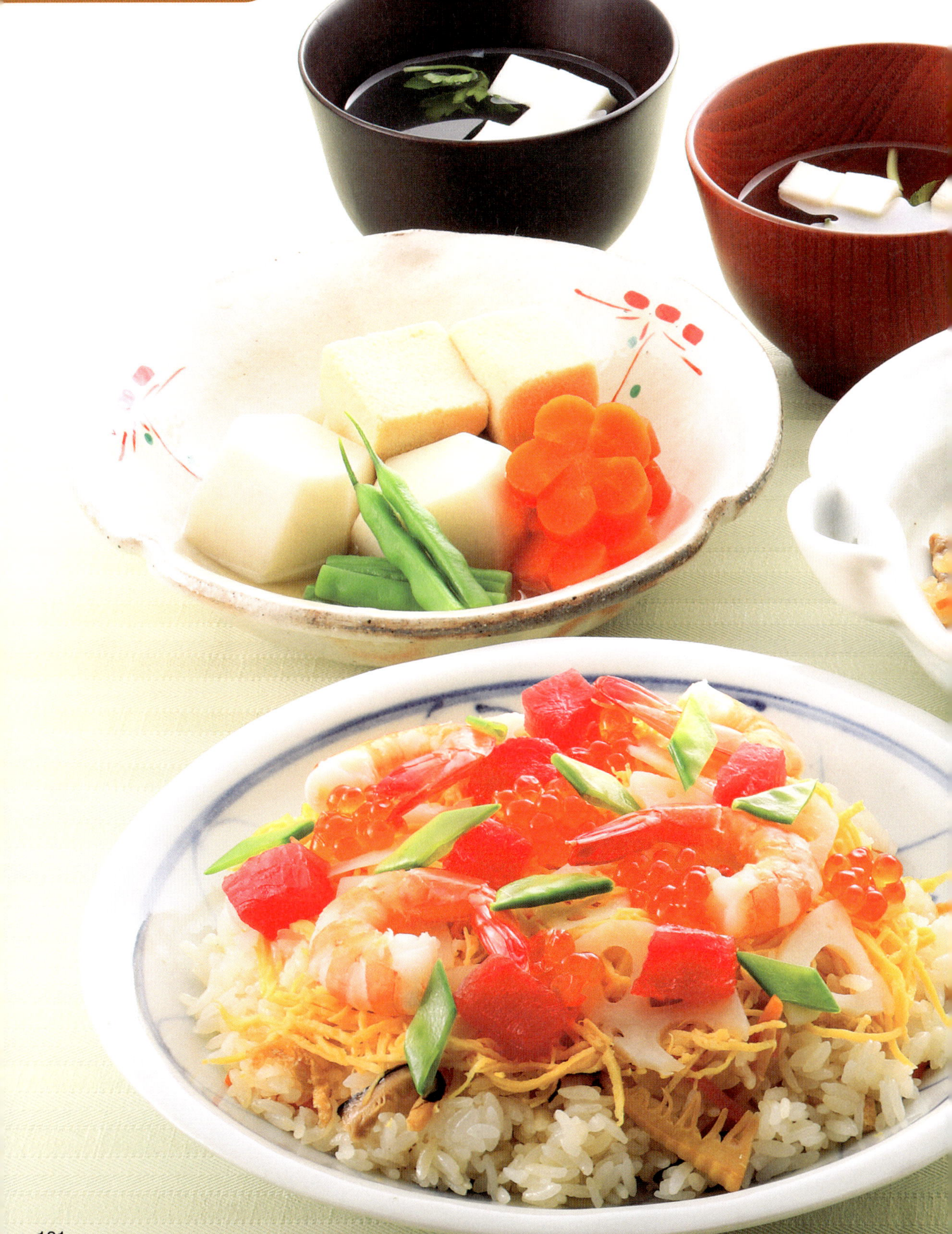

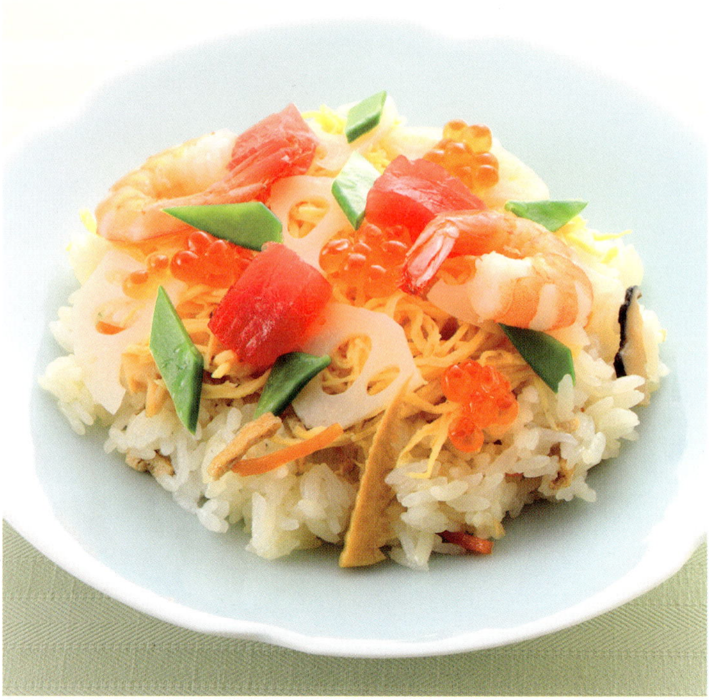

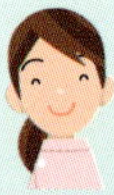

ちらしずしに、錦糸卵とれんこん、ゆでたエビや刺し身を飾ります。さっぱりと食べられますが、もたれ感があるときは、竹の子やれんこんを控えましょう。作る手間がたいへんなときは、市販のすし酢やちらしずしの素を使い、錦糸卵もいり卵にしてもよいでしょう。

海鮮ちらしずし

材料（2～3人分）

- 炊きたてのごはん……1.5合分（483g）
- すし酢
  - 酢……大さじ2
  - 砂糖……大さじ1
  - 塩……小さじ½
- 油揚げ……¼枚（12g）
- ゆで竹の子……30g
- にんじん……25g
- 干ししいたけ……1枚（5g）
- a
  - だし……½カップ
  - 酒……大さじ1
  - しょうゆ……小さじ2
  - 砂糖……大さじ½

酢ばす

- れんこん……30g
- b
  - だし……大さじ1
  - 酢……大さじ½
  - 砂糖……大さじ¼
  - 塩……ミニスプーン½弱

錦糸卵（でき上がり35g）

- 卵……1個
- 塩……少量
- サラダ油……少量

エビ（殻つき）……4～6尾（30～45g）
イクラ……30g
マグロ（1cm角）……40g
さやえんどう……6枚

1 炊きたてのごはんをボールにとる。すし酢の材料を別のボールに合わせてよく混ぜてからごはんの上にふり入れ、へらでさっくりと混ぜ合わせてさます。

2 油揚げは油抜きをして短冊切りにする。竹の子の穂先はくし形に、根は2cm長さに細く切る。にんじんは2cm長さの細切り、干ししいたけはもどして軸を除き、薄く切る。

3 なべにaを入れて温め、**2**を加えて煮立ったら弱めの中火にして落としぶたをし、汁けがなくなるまで煮、さます。

4 酢ばすを作る。れんこんは薄い半月形かいちょう形に切る。小なべにbを煮立て、れんこんを加えて汁けがなくなるまでいり煮し、さます。

5 錦糸卵を作る。ボールに卵を割りほぐして塩を混ぜる。熱したフライパンに油をなじませ、卵液を流して薄く焼き、とり出してさます。3～4cm長さの細切りにする。

6 エビは背ワタを除いて酒と塩少量（分量外）を加えた熱湯でゆで、色が変わったら火から下ろしてそのままさまし、殻をむく。

7 さやえんどうは筋を除いて熱湯で色よくゆで、斜め1cm幅に切る。

8 **1**のすしめしに**2**と**3**の具を混ぜて器に盛る。上に**4**の酢ばす、**5**の錦糸卵、**6**のゆでエビを飾り、マグロをのせ、イクラと**7**のさやえんどうを散らす。

1人分の盛りつけ量の目安

五目ずし	160g
錦糸卵	10g
酢ばす	6g
エビ	2尾（15g）
マグロ	10g
イクラ	6g
さやえんどう	2.5g

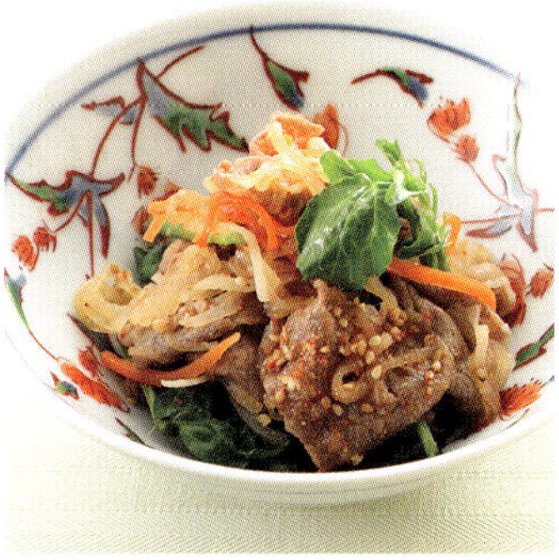

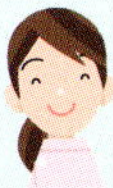

牛肉はゆでると臭みや余分な脂肪が抜けて食べやすくなります。クレソンの風味と酢の酸味でさっぱりとした味わいです。

牛しゃぶと大根のごま酢あえ

材料（2～3人分）

牛ロースしゃぶしゃぶ用肉……100g
大根……150g
にんじん……30g
クレソン……1束（30g）
a
- 酢……大さじ½
- しょうゆ……大さじ1
- はちみつ……小さじ½
- 白すりごま……大さじ1
- 一味とうがらし……少量

1 牛肉は一口大に切る。
2 大根とにんじんは4cm長さに細く切る。
3 たっぷりの湯を沸かして**2**を入れてさっとゆでてざるにとる。残った湯が再び沸騰する前に（80度くらいに）牛肉を入れて色が変わったらすぐにざるにあげ、水けをきる。
4 クレソンは3cm長さに切る。
5 ボールにaを合わせ、牛肉と野菜を入れてあえる。

● **1人分の盛りつけ量の目安**
全体の¼量

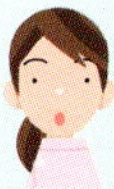

汁を飲むことで、胸やけやつかえ感が軽くなり、さらに食事の間に飲むことで、胃の内容物の通過を促してくれます。

はんぺんと三つ葉のすまし汁

材料（2人分）

はんぺん……⅛枚（20g）
三つ葉……2本
だし……1½カップ
しょうゆ……ミニスプーン1
塩……ミニスプーン⅔

1 はんぺんは1cm角に、三つ葉は2cm長さに切る。
2 なべにだしを煮立ててはんぺんを入れ、しょうゆと塩で味を調える。
3 わんに盛り、三つ葉を散らす。

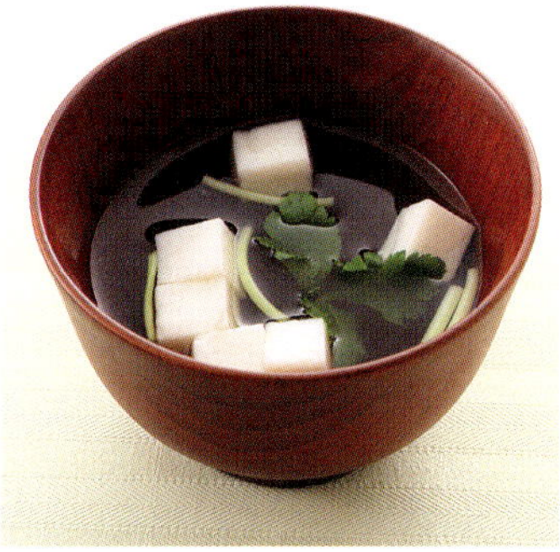

● **1人分の盛りつけ量の目安**
全体の½量

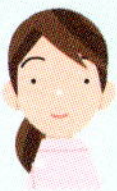

たっぷりだしを含んだ高野豆腐とつるんとなめらかな里芋の組み合わせは、胃腸にやさしい一品です。高野豆腐はカルシウムも豊富です。

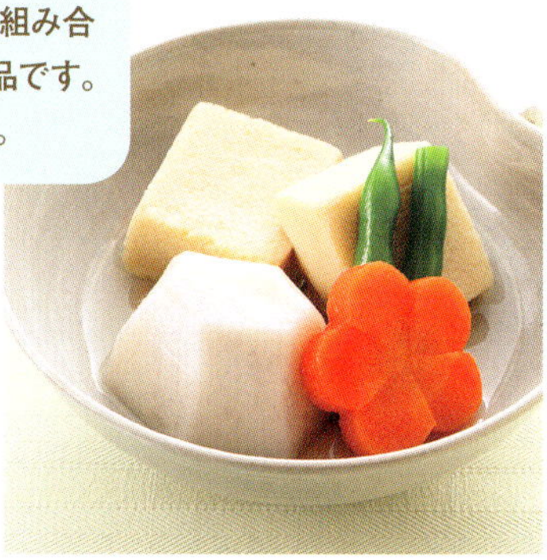

高野豆腐と里芋の煮物

材料（2～3人分）

高野豆腐（乾燥）……2枚（27g）
里芋……大3個（220g）
にんじん……60g
さやいんげん……6本
だし……2カップ
酒……大さじ2
砂糖……大さじ1½
うす口しょうゆ……小さじ2
塩……小さじ¼

1 高野豆腐は50度の湯をかけてもどし、水けをきり、一口大に切る。
2 里芋は、厚めに皮をむいて一口大に切る。なべに並べてひたひたの水を加えて火にかけ、煮立ったらざるにあげてぬめりを洗い流す。
3 にんじんは1cm厚さの輪切りにし、できれば花形にむく。さやいんげんはゆでて、長さを半分に切る。
4 なべに、だしと酒を合わせて里芋とにんじんを入れて火にかけ、煮立ったら砂糖を入れて**1**を加え、落としぶたをして弱火で10分煮る。
5 塩を加えてさらに5分、うす口しょうゆを加えてさらに3分煮る。火から下ろしてさまし、さやいんげんを加えて味をなじませる。

● **1人分の盛りつけ量の目安**
高野豆腐……2切れ（½枚分）
里芋……½個
にんじん……1切れ
さやいんげん……1本分

手術を受けた患者さんから伺いました
胃がん治療の体験談

ケース 1

「好物のアイスと外食で食欲がよみがえりました！」

Aさん（40代女性）
病歴：開腹手術による胃全摘術後、抗がん剤（TS－I）服用中
プロフィール：事務職、夫と２人暮らし

手術後、抗がん剤治療に移って、再発を防ぐために、ともかく食べなければ、と強く思っていました。それなのに、食欲がまったく出ず、食べられずに悩みました。

油が多いと下痢をするかな、冷たいものはおなかを冷やすかなと不安になり、好物の揚げ物やアイスクリームをがまんして、八方塞がりの気分でした。

それなのに、夫は毎日毎食のように「食べろ、食べろ」攻勢。体重がじわじわと減っていく私を心配してくれるのはありがたいのですが、それもプレッシャーでした。もうなにをどう食べたらよいかわからなくなって、食事が苦行に思えたものです。

こんな状態ではせっかく再開した仕事も続けられないと、もう一度栄養士さんに相談しました。

栄養士さんと話してわかったのは、胃を摘出するとグレリンというホルモンの分泌が低下するので、食欲が落ちるのは当たり前だということ。抗がん剤治療中はなおさらだとか！　なあんだ…と、すっと肩の力が抜けて気が楽になったのを覚えています。

好物を聞かれて、アイスクリームに豚カツ、と答えると、「食事をおいしく楽しく感じられるように、アイスを少量試してみては？」「外食で気分転換するのもいいですよ」とのこと！　絶対にだめだと思っていたアイスも、外食もいいというのです！

恐る恐る試したアイスのおいしかったこと！　それをきっかけに食欲が出て、不思議なほど食べられるようになったのです。豚カツは、下痢が落ち着いた休薬期間に試しました。行きつけだったお店で試しに脂の少ないヒレカツを半人前食べたら、まあ、おいしかったこと！　食べる喜びを思い出しました。おかげで体重の減少もおさまり、仕事を続ける自信も出てきました。

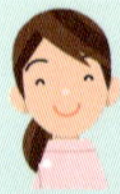

食欲がでないときは、まず好物をおいしく食べることがいちばん。ゆっくりよくかんで、少量ずつおなかと相談しながら食べてください。

ケース
2

「生活スタイルに合わせた間食のおかげで、ダンピング症候群から脱出できました！」

Bさん（60代男性）
病歴：腹腔鏡下幽門側胃切除術
プロフィール：タクシー運転手　一人暮らし

仕事柄、手術前の生活はほぼ連日夜勤。昼に起きて牛丼屋で特盛りを平らげてから出勤し、仕事帰りの空腹を抱えて明け方4時に深夜営業の定食屋にたどり着き、ようやく夕食兼朝食。ビールを楽しみながら、焼き魚や煮魚に大盛りのご飯を平らげていました。

退院する前、病院の栄養士さんから栄養指導を受けましたが、仕事を再開したら1日5回食なんてとても無理だと思い、元通りの食事をしていました。そのためか、ダンピング症候群の症状がしょっちゅう出て、つらくて食べられないことが増えて、体重も減ってきたんです。タクシー運転手を続けるのは無理なのかなあ、転職しなければならないかなあと悩んで、栄養士さんに相談して、生活に合った食事のとり方をいっしょに考えました。まず、1食めの昼食の牛丼を小盛りにしてサラダを添える。2食めの早朝の定食屋でも、おかずを優先して食べ、ごはんを小盛りにすること。よくかんで、できるだけゆっくり食べるよう、言われました。

そのうえで、コンビニでゼリー飲料、おにぎり、サンドイッチを購入して車に置き、休憩中に少量ずつとるようアドバイスされました。普通は3食に2回の間食ですが、私の場合は、2食に3回の間食というわけです。

そうして間食をとるようになったら、ごはんが少なくてもおなかがすかないので、焦って食べなくてすむようになったんですね。いつの間にか、ダンピング症候群の症状があまりでなくなったんです。

いまもこの2食＋3回の間食を続けています。おかげで体調はまあまあ。たまに、ダンピング症候群の症状が起きますが、体重は減らなくなったし、タクシーの運転手も続けています。

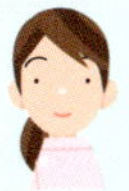

一日3回＋間食がかならずしもすべてのかたに適しているとは限りません。そのかたの生活スタイルに合った食事のとり方を見つけることがたいせつです。

Column 食事日記をつけましょう

退院後の体調管理のためにぜひおすすめしたいのが、食事の記録です。毎日、なにをどのくらい食べたかを、体調の変化とともに記録しておけば、回復状態が客観的にわかります。変化があったときにも気づきやすく、ふり返って反省する資料にもなります。気になることがあればメモをして、主治医に見せながら相談しましょう。

●本書のカバーの裏面に記入用紙の見本があります。コピーしてお使いください。

記入例

			6月 1日（月）		6月 2日（火）		月 日（ ）	
食事内容	朝食	主食	ピザトースト	1枚	ごはん	半杯		
		主菜			納豆	1パック		
		副菜など	ミルクティ	1杯	野菜いため	小皿		
	間食	菓子 乳製品など	りんご	1切れ				
	昼食	主食	幕の内弁当	30%	天ぷらうどん	70%		
		主菜	〃	50%	〃	30%		
		副菜など	〃	50%				
	間食	菓子 乳製品など	ヨーグルト	1個	野菜ジュース	1缶		
	夕食	主食	ごはん	半杯	ごはん	半杯		
		主菜	サバのみそ煮	小1切れ	肉じゃが	小鉢		
		副菜など	ごまあえ、里芋煮物	少し	青菜お浸し	小皿		
		その他	ビール	1杯	オレンジ	1/4個		
	その他	栄養食品など			ビタミンゼリー	1個		
体調	体重		48	kg	48	kg		
	体温		36.4	℃	37.0	℃		
	排便		普通 軟便 下痢 なし		普通 軟便 下痢 なし		普	
	体調							
	その他		夕食後、もたれた		少し熱っぽい			

3食はそれぞれ主食、主菜、副菜にざっと分けて、なにをどのくらい食べたかを記入します。食べた量は家庭料理なら器の大きさで示し、外食は1人分の●%くらいまで食べたかで示すと比較しやすいでしょう。

医師からすすめられたり、自分で購入した栄養食品をとった場合はこの欄に記入します。

体調についてあてはまる状態のアイコンを○で囲みます。

よい　どちらともいえない　悪い

気になる症状、医師に相談したいことなどを記入しましょう。

胃がんの治療最新情報

胃がんの治療法を、2010年版『胃癌治療ガイドライン』に添って解説します。がん研有明病院で行なわれている最新治療の情報も盛り込んでいます。ご自身やご家族が病気を理解し、最適な治療法を選択する一助としてください。

解説◎熊谷厚志（がん研有明病院　消化器外科胃外科副医長）

1　胃がんの種類と病期分類

胃がんの治療法と予後を決めるのは場所、深さ、転移の有無

患者さんにとって最も気になるのは、自分の胃がんがどの程度進行しているのか、ということでしょう。その目安が、病期（ステージ）です。

胃がんの病期は、さまざまな検査（表1参照）の結果を総合して判定されます。病期は、治療法を決める根拠となり、治療後の病気の経過や生存率などの予後を予測する目安にもなります。

胃がんの病期は、表2に示した「TNM分類」による進行度分類によって分けられます。

「TNM」の「T」はがんが胃壁のどこまで達しているかを示す深達度です。深達度は図1に示したように大きく4段階に分類され、T1とT4はさらに2段階に細分されています。

なお、通常、T1を「早期がん」、T2より深いものを「進行がん」と呼びますが、この分類は便宜的なもので、実際のがんの進行度を意味するわけではありません。

がんの進行度は、「T」に加えて、「N」すなわち、リンパ節転移の有無と個数、さらに「M」すなわち、遠隔転移の有無の3つを合わせて分類されます。

表1　胃がんの進行度を知るためのおもな検査と内容

検査	内容
超音波内視鏡（EUS）検査	がんの深達度、胃の周辺のリンパ節への転移の有無
CT検査	がんの深達度、リンパ節転移の有無と範囲、肺や肝臓など他臓器への転移の有無、腹水や腹膜播種性転移の有無など
腹部超音波検査	リンパ節や肝臓への転移の有無
MRI検査	甲状腺がん、肝臓への転移が疑われる場合の精密検査
大腸内視鏡検査や注腸検査	腹膜播種による大腸の圧排や狭窄の有無
胸のX線撮影	肺への転移の有無

図1　胃壁の構造と胃がんの深達度

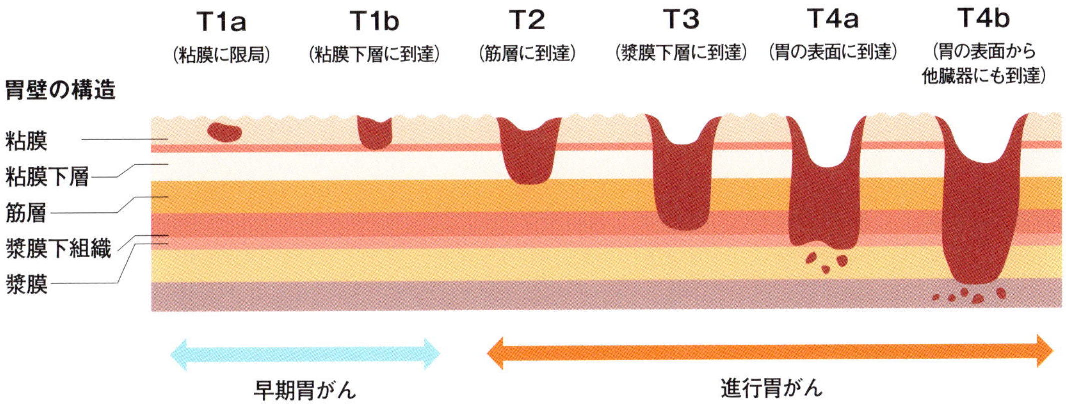

表2　胃がんの進行度分類と病期（Ⅰ～Ⅳ）

<table>
<tr><th>リンパ節転移
胃がんの深達度</th><th>N0
転移がない</th><th>N1
胃の領域リンパ節の1～2個に転移</th><th>N2
胃の領域リンパ節の3～6個に転移</th><th>N3
胃の領域リンパ節の7個以上に転移</th><th>M1
胃の領域リンパ節以外にも転移</th></tr>
<tr><td>T1a</td><td rowspan="2">ⅠA</td><td rowspan="2">ⅠB</td><td rowspan="2">ⅡA</td><td rowspan="2">ⅡB</td><td rowspan="6">Ⅳ</td></tr>
<tr><td>T1b</td></tr>
<tr><td>T2</td><td>ⅠB</td><td>ⅡA</td><td>ⅡB</td><td>ⅢA</td></tr>
<tr><td>T3</td><td>ⅡA</td><td>ⅡB</td><td>ⅢA</td><td>ⅢB</td></tr>
<tr><td>T4a</td><td>ⅡB</td><td>ⅢA</td><td>ⅢB</td><td rowspan="2">ⅢC</td></tr>
<tr><td>T4b</td><td colspan="2">ⅢB</td><td></td></tr>
</table>

（注）領域リンパ節は、胃の近くにあり、比較的転移しやすいリンパ節で、「胃癌取扱い規約第14版では13か所のリンパ節を領域リンパ節と定めている。

2 胃がんの部位別・病期別治療法

治療法は病期ごとに適応を示した『ガイドライン』を参考に検討されます

胃がんのおもな治療法として、内視鏡的切除、外科手術による切除と、化学療法があります。

内視鏡的切除は局所だけを切除する治療法です。一方、外科手術は切除する範囲によって、「胃切除（縮小手術）」、「定型手術」、「拡大手術」があります。

化学療法は再発予防を目的として手術後に行なう「術後補助化学療法」のほか、手術だけでは根治がむずかしい場合の術前治療として行なわれることや、根治が望めない場合に緩和治療として行なわれることもあります。

どの治療法が適切かは、病期によって異なります。治療法を決める指針となるのは、日本胃癌学会が作成した『胃癌治療ガイドライン』です。表3がその概要です。実際には、ここで示された病期別治療法を参考に、医師は個々の患者さんの全身状態や年齢などに応じて治療方針を検討し、患者さんと家族に提示します。

Column　がん細胞の成熟度も治療法に影響します

表3の病期ⅠAの内視鏡的切除、および縮小手術DIの適応に、「分化型」という要件が示されています。これは胃がん細胞とその構造の成熟度を示す言葉です。

「分化型」とは、がん細胞の成熟度が高く、正常組織の構造に近いものを指します。それに対して、がん細胞の成熟度が低く、正常組織とかけ離れた構造をしているものは「未分化型」とされます。いずれのタイプかは、内視鏡検査のときに採取した組織の病理学的検査によって診断されます。

一般に、分化型より未分化型のほうが悪性度が高い、すなわち転移しやすいとされ、内視鏡的切除のような局所治療の対象からは、原則としてはずされます。

ただし、未分化型でも潰瘍を伴わず2cm以下のものは、内視鏡的切除のみで治癒が期待できるなど、内視鏡的切除にはいくつかの「適応拡大病変」があります（113ページcolumn参照）。分化型の早期がんでも、がんの大きさや場所によっては切除範囲が広くなることもあります。分化型だから未分化型より容易に治療できるとはかならずしもいえないのです。

表3　胃がんの病期別治療法の適応

胃がんの深達度 ＼ リンパ節転移	N0 転移がない	N1 胃の領域リンパ節の1～2個に転移	N2 胃の領域リンパ節の3～6個に転移	N3 胃の領域リンパ節の7個以上に転移	M1 肝臓、肺、腹膜など遠くに転移
T1a 粘膜に限局	ⅠA (分化型・2cm以下・潰瘍なし) 内視鏡的切除 (上記以外) 胃切除　D1	ⅠB 定型手術　D2	ⅡA 定型手術　D2	ⅡB 定型手術　D2	Ⅳ 化学療法、 放射線療法、 緩和手術、 対症療法
T1b 粘膜下層に到達	ⅠA (分化型・1.5cm以下) 胃切除　D1 (上記以外) 胃切除　D1+				
T2 筋層に到達	ⅠB 定型手術　D2	ⅡA 定型手術　D2、 術後補助化学療法	ⅡB 定型手術　D2、 術後補助化学療法	ⅢA 定型手術　D2、 術後補助化学療法	
T3 漿膜下層に到達	ⅡA 定型手術　D2	ⅡB 定型手術　D2、 術後補助化学療法	ⅢA 定型手術　D2、 術後補助化学療法	ⅢB 定型手術　D2、 術後補助化学療法	
T4a 胃の表面に到達	ⅡB 定型手術　D2、 術後補助化学療法	ⅢA 定型手術　D2、 術後補助化学療法	ⅢB 定型手術　D2、 術後補助化学療法	ⅢC 拡大手術　D2、 術後補助化学療法	
T4b 胃の表面から他臓器にも到達	ⅢB 定型手術 + 合併切除　D2、 術後補助化学療法		ⅢC 拡大手術 + 合併切除　D2、 術後補助化学療法		

DⅠ、DⅠ+、D2はリンパ節郭清の適応範囲を示す。術式ごとに定義され、以下のように適応される。

DⅠ：内視鏡的切除の適応とならないTⅠbで、リンパ節転移を認めないもの。

DⅠ+：上記以外のTⅠ腫瘍で、リンパ節転移を認めないもの。

D2：治療切除可能なT2より深い腫瘍、及びリンパ節転移を認めるTⅠ腫瘍。

・なお、この適応表は『胃癌治療ガイドライン』に基づくもので、実際には施設ごと、あるいは患者さんの状態により、適応される治療は異なることがあります。

病期Ⅰの一部は内視鏡的切除だけで治癒が期待できます

切除術のなかでもっとも侵襲が少ないのは、内視鏡的切除です。口から内視鏡を入れて病変部だけを切除するので、体への負担が少なく、胃の機能もほとんど温存されるため、後遺症も少なくてすみます。

内視鏡的切除には、ＥＭＲ（内視鏡的粘膜切除術）とＥＳＤ（内視鏡的粘膜下層剥離術）の２種類があります。ＥＭＲは粘膜下層に生理食塩水などを注入して病変部を隆起させ、金属製の輪を病変部の周囲にかけて高周波電流を流して焼き切る方法です。ＥＳＤは、病変部を隆起させた後、高周波ナイフで病変部周囲の粘膜を切開し、粘膜下層を少しずつはがして切除する方法です。

ＥＭＲ、ＥＳＤとも、治療後の病理学的診断で病変を完全に切除でき、なおかつ、リンパ節転移の可能性がないことが確認できれば、根治的な治療が行なわれたといえます。

しかしながら、病理診断の結果によっては追加で手術が必要になることがありますし、内視鏡的切除後に再発する危険もあります。

内視鏡的切除適応外の病期ⅠAは縮小手術が可能です

病期ⅠＡで内視鏡的切除が適応できない場合は、外科手術によって、病変部とともにリンパ節を切除（郭清）します。病変部位や大きさによっては、標準治療とされる「定型手術」よりも切除範囲が狭い「縮小手術」が可能なことがあります。

「定型手術」では通常、胃の3分の2以上が切除されます。リンパ節も、胃に接するリンパ節だけでなく、胃に血液を供給する血管に添うリンパ節まで郭清します（Ｄ２郭清）。

病期ⅠＡであれば、病変の部位によっては、胃の切除範囲は3分の2未満とし、リンパ節郭清もＤ１あるいはＤ１＋でよいとされています。こうした縮小手術であれば、定型手術にくらべて胃の機能がより多く残るため、後遺症も少ないと期待できます。

たとえば、病期ⅠＡで、病変が幽門からある程度離れていれば、「幽門保存胃切除術（ＰＰＧ）」ができます（10ページ参照）。胃の出口である幽門が残れば、術後の後遺症のひとつであるダンピング症候群の危険性が減ります。

進行がんでは胃を3分の2以上切除します

進行がんには定型手術が適応されます。定型手術には、幽門側胃切除術と胃全摘術の2種類があります。どちらの術式になるか、どのくらいの範囲まで切除するかは、がんの場所、深達度や悪性度、リンパ節転移の程度によって異なります。

噴門に近い胃の上部にできたがん、上部にまで広がったがんでは、胃全摘術になります。病変の場所によってはリンパ節郭清のために胃に接する脾臓も摘出することがあります。早期がんであっても、病変の場所や大きさによっては全摘術が必要になります。

さらに、胃がんが周囲にある膵臓、脾臓、大腸、肝臓に浸潤している場合、胃から離れた腹部大動脈周囲のリンパ節を切除するなど、より広い範囲を切除する拡大手術が必要になることがあります。

しかしながら拡大手術は、どの患者さんにとっても利点があるとはいえません。多くの組織を切除することで重篤な合併症や後遺症を起こして、患者さんのQOL（生活の質）を低下させる可能

Column

ESDが拡大適応できる病変があります

111㌻の表3に示したように、ガイドラインでの内視鏡的切除の適応は、2cm以下の潰瘍のない分化型粘膜内がんに限られます。しかし、この範囲を超えても以下の病変は、リンパ節転移の危険性が極めて低いとして、ESDが選択できる適応拡大病変とされています。

● ESDが選択できる適応拡大病変

- 2cm以上、潰瘍のない、分化型、粘膜内がん
- 3cm以下、潰瘍のある、分化型、粘膜内がん
- 2cm以下、潰瘍のない、未分化型、粘膜内がん

ただし、これらの病変ではESDによって完全切除ができず、リンパ節切除を含めた外科手術が必要になることがあります。治療前の検査で粘膜内がんと診断されても、切除してみたら粘膜下層までがんが及んでいたり、粘膜下層の血管やリンパ管にがん細胞が認められたりするためです。

こうしたケースを減らすためには、治療前の診断をより正確に行なうことが重要です。そこで、診断の精度を高めるべく、拡大内視鏡、超音波内視鏡などが行なわれています。

性があるからです。そこで、個々の患者さんの病態や年齢、全身状態などを考慮して、適応は慎重に判断されます。

切除後の再建法は、術後の合併症、後遺症を考慮して充分に検討する必要があります

外科手術では、胃を切除すると同時に、食道から十二指腸や空腸までつなぐ食べ物の通り道を作り直す再建術が行なわれます。再建法には多くの種類がありますが、臨床的にエビデンスレベルの高い、すなわち、科学的に合併症も後遺症も少ないと実証された方法はまだ確定されておらず、『胃癌治療ガイドライン』にも、再建法の記載がありません。一般的に行なわれている再建法には以下のものがあります（10～12ページ参照）。

幽門保存胃切除術の場合

胃の中央部（おもに胃体下部、胃角部）の病変に対して適応されます。胃の入り口の噴門、出口の幽門を温存して胃の中央部を切除し、残った胃上部と胃下部を吻合します。ダンピング症候群や貧血の予防に有効とされています。

噴門側胃切除術の場合

噴門がなくなるために起こる逆流性食道炎が重大な後遺症となり得ます。そこで、食道と胃を吻合して噴門形成術を行ないますが、残存する食道が短い場合や胃が小さい場合は、食道と胃の間に空腸をはさむ空腸間置法や空腸パウチ間置法が行なわれます。

幽門側胃切除術の場合

吻合部位が1か所ですむビルロートI法が主流ですが、十二指腸液や胆汁の逆流が少ないルーワイ法を選択する施設も増えています。

胃全摘術の場合

吻合部位が少なく、シンプルに安全に再建できるルーワイ法が標準とされています。

どの再建術にも長所と短所があり、施設により、また、患者さんの状況によっても、どれが最適かは違ってきます。

胃がんの治療で注目されています

腹腔鏡手術ができれば、術後の回復が早くなることが期待できます

外科手術は、開腹手術が標準治療ですが、当院ではおもに早期がんに対して、腹腔鏡手術を積極的に行なっています。

腹腔鏡手術は図2に示したように、おなかに5か所前後の穴をあけて筒状のポートを挿入し、そこから腹腔鏡や鉗子などの器具を入れ、腹腔鏡が映す画像をモニターで見ながら器具を操作して手術します。術式や切除する範囲は、開腹手術とまったく変わりません。

腹腔鏡手術でも、切除した臓器をとり出すために、3〜4cmほど創を延長しますが、20cm以上も切開する開腹手術にくらべて術後の痛みは少なく、創が化膿したり、腸が癒着したりすることが少ないと報告されています。

ただし、モニターを見ながらの操作は難易度が高く、手術時間は開腹手術より長くなる傾向があります。医師の熟練度による差もあり、手術の途中で開腹手術に切り替わることもあり得ます。

胃がんの腹腔鏡手術は、1991年に日本で最初に開発されてから約20年以上たちますが、従来の開腹手術と比較するだけの治療実績がまだ充分ではないため、『胃癌治療ガイドライン』では、臨床研究として行なう術式とされています。

当院では胃がん手術のおよそ半数が腹腔鏡手術で行なわれています。

腹腔鏡手術は今後は主流となる可能性が高いものの、まだ標準治療となるだけの治療成績が積み上げられておらず、施設や術者による差もあるのが現実です。そうしたデメリットも視野に入れて、担当医とよく相談して選択しましょう。

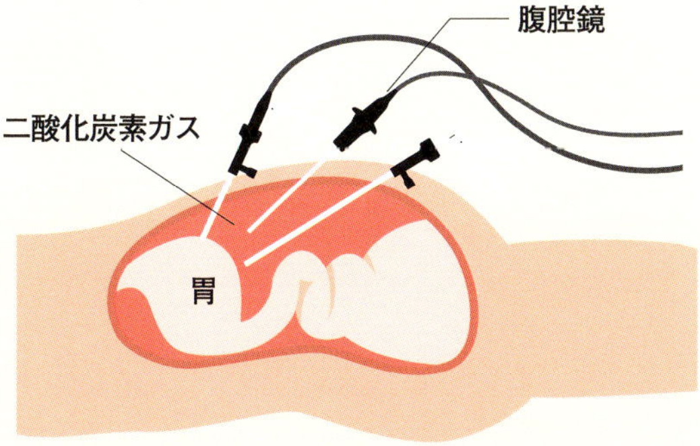

図2　腹腔鏡手術の方法

おなかの中に二酸化炭素ガスを入れてふくらませ、おなかにあけた穴に差し込んだポートから腹腔鏡や鉗子、メスなどを入れ、腹腔鏡が映し出す画像を見ながら鉗子やメスを操作する。

3

胃がんの化学療法

再発リスクのある病期Ⅱ、Ⅲでは再発予防の化学療法がすすめられます

外科手術によって病変とリンパ節を切除してもなお再発する可能性がある症例では、手術後に、術後補助化学療法がすすめられます。

対象となるのは病期Ⅱ以上の進行がんです（111ページ、表3参照）。がんが筋層に到達して、なおかつリンパ節転移がある病期Ⅱ、病期ⅢはA、B、Cすべてが対象となります。がんが漿膜下まで達している病期Ⅱのうちリンパ節転移がない場合は、手術で病変部を完全に切除できれば化学療法は行なわれないことがあります。

胃がんの化学療法にはTS-1が有効です

胃がんの術後補助化学療法に有効であることが証明されている抗がん剤は、TS-1（ティーエス・ワン）のみです。TS-1は飲み薬なので、通院せずにすむのが大きなメリットです。投薬は通常、手術後6週間以内に開始します。4週間毎日飲み続けたあと、2週間休薬するというパターンを1コースとして、手術後1年間続けるのが標準です。

もちろん、定期的に診察と検査を行なって抗がん剤の毒性による副作用をチェックし、身体状態が不良になる場合は、投与量を減らすか、投与スケジュールを2週間投与、1週間休薬に変更するなど、変更することがあります。

手術ができない病期Ⅳ、再発では、化学療法で生存期間の延長を期待します

胃から離れた肝臓や肺、腹膜などに転移している病期Ⅳや術後に再発した場合は、化学療法によ

る治療が第一選択とされます。ただし、胃がんでは、完全治癒を望める抗がん剤はまだありません。抗がん剤で可能なのは、がんの進行を遅らせて生存期間を延ばすことです。生存期間の中央値は6～13か月とされていますが、化学療法をしない症例にくらべて生存期間の延長が期待でき、少数ですが、5年以上の長期生存例もみられています。

症状緩和のための治療でＱＯＬの維持をめざします

がん治療の目的は、がんを完全に治す根治治療だけではありません。少しでも長く生きられることを目指す治療、つらい症状をやわらげてＱＯＬ（生活の質）を向上させることを目指す治療、すなわち緩和治療も行なわれます。がん研有明病院では、ＷＨＯ（世界保健機関）が「治癒をめざす治療が有効でなくなった患者に対する全人的ケア」と位置づけている緩和ケアを行なう緩和病棟を設置しています。

緩和治療はけっしてあきらめの治療ではありません。がんによってつらい症状が出る場合、あるいは、食べ物が通過しにくい場合などはできる範囲でがんを切除し、胃と腸をつなぐバイパス手術も行ないます。骨に転移した場合は痛みを緩和するために放射線療法も行ないます。これらとがんの進行を抑えることを目指す化学療法も合わせることで、ＱＯＬの高い人生をより長く送ることが可能です。

Column 飲む抗がん剤「ＴＳ-１」は自己管理がたいせつ

ＴＳ-１は、抗がん剤フルオロウラシルの成分を中心に、フルオロウラシルの効果を持続させる成分と、副作用を軽減する成分とを合わせた薬剤です。患者さんの体重に応じた量のカプセル剤か顆粒剤を１日２回服用します。

たいせつなことは、決められた量を規則正しく飲み、一定の休薬期間を設けるなど、患者さん自身できちんと管理することです。服薬記録（多くの場合、病院から提供されます）をつけてチェックし、注意事項を守って飲みましょう。

気になる症状から選べる料理一覧

●21～103ページで紹介した料理一覧です。胸やけやつかえ感、ダンピング症候群などの症状があったときに、なにを食べたらいいかわかるように、症状で料理を選べるようにしてあります。

●乳糖不耐症で〈　〉つきの料理は、乳製品を含んでいるため、症状が重い場合は避けたほうが安心です。

ページ	料理名	胸やけ	つかえ感	ダンピング症候群	もたれ感	下痢	便秘	貧血	乳糖不耐症	骨粗しょう症	食欲不振	口内炎	味覚障害
	手術前から退院直後の食事												
	●入院前の食事アドバイス												
21	牛肉と夏野菜の焼きしゃぶ おろしポン酢添え			●				●			●		
21	サバのソテー フレッシュトマトソース			●						●			
	●ワンスプーンメニュー												
28	かぶの鶏そぼろ煮	●	●	●	●								
28	ふんわり卵雑炊	●	●			●						●	
29	かぼちゃのポタージュ		●			●	●			●		●	
29	豆腐とカニの中国風くず煮	●	●	●	●				●			●	
30	あっさりガスパチョ	●	●		●	●	●				●		
30	バナナヨーグルト		●			●	●		〈●〉	●			
	●退院直後の献立												
31	朝食：ブロッコリーとチーズのスクランブルエッグ			●					〈●〉	●		●	
31	ロールパン										●		
31	ヨーグルト・ブルーベリーソース添え	●	●		●		●		〈●〉	●	●	●	
32	間食：ビスケット		●		●						●		●
32	ミルクココア		●				●			●			
32	昼食：鶏ささ身と梅干しのにゅうめん	●	●		●	●					●		
33	にんじんの白あえ			●			●		●	●			
33	りんごのレンジ煮		●		●		●				●	●	
34	間食：わらびもち	●	●		●						●	●	
34	ほうじ茶		●		●	●	●						
34	夕食：サケのムニエル レモンバターソース			●						●			
34	アスパラガスのサラダ マスタード風味						●				●	●	

ページ	料理名	胸やけ	つかえ感	ダンピング症候群	もたれ感	下痢	便秘	貧血	乳糖不耐症	骨粗しょう症	食欲不振	口内炎	味覚障害
34	キャベツとハムのコンソメスープ		●		●		●				●		
34	軟飯											●	
	●おなかにやさしい安心主食												
36	タイとかぶの雑炊	●	●								●		
37	ツナのカレーリゾット		●								●		●
37	豆腐入り鶏そぼろ丼			●									●
38	豆腐のお好み焼き		●	●						●			
39	ハムとチーズのフレンチトーストサンド		●	●						●	●		
39	かぼちゃほうとう風煮込みうどん		●		●	●							
	●おなかにやさしい安心主菜												
40	ふわふわカニ玉		●	●				●					●
41	やわらかいり豆腐	●	●	●	●								
41	はんぺんのチーズ焼き			●					〈●〉	●			
42	豚肉と野菜の豆乳シチュー		●			●		●	●	●		●	
43	白身魚の香草パン粉焼き			●							●		●
43	ブリ大根			●						●			
	●おなかにやさしい安心副菜												
44	小松菜と湯葉の煮浸し	●	●	●	●			●	●				
45	白菜とりんごのサラダ					●	●				●		●
45	長芋のオリーブ焼き		●				●						
	●おなかにやさしい安心汁物												
46	エビのワンタンとほうれん草のスープ	●	●			●							
47	かぶのみぞれ入りかき玉汁	●	●			●	●						
47	あっさりミネストローネ		●			●	●						
	●おなかにやさしい安心間食												
48	にんじんとチーズのホットケーキ			●					〈●〉	●			
49	とろとろ牛乳かん	●	●	●						●	●		
49	グリーンスムージー	●	●		●		●						
	●栄養食品を使った簡単デザート												
50	ハニークリームチーズのクラッカー添え			●						●	●		
51	お汁粉白玉麩添え	●	●								●		
51	キャラメルコーヒーゼリー	●	●								●	●	

ページ	料理名	胸やけ	つかえ感	ダンピング症候群	もたれ感	下痢	便秘	貧血	乳糖不耐症	骨粗しょう症	食欲不振	口内炎	味覚障害
	●体重を減らさない栄養価アップメニュー												
52	サンマの有馬煮			●							●		
53	豆腐と里芋のみそ田楽			●							●		●
54	じゃが芋のトマトのチーズ焼き								〈●〉	●	●		
55	スイートパンプキン		●							●	●		
55	フローズンコンクヨーグルト：ブルーベリー味	●	●						〈●〉	●	●		
55	マンゴー味	●	●						〈●〉	●	●		
55	抹茶味	●	●						〈●〉	●	●		
	退院後１～３か月の食事												
	●退院後１～３か月の献立												
61	朝食：生ザケの焼き漬け			●						●	●		●
62	オクラ納豆		●				●		●				
62	小松菜と麩のみそ汁	●	●		●	●	●					●	
62	ごはん												
62	間食：水ようかん	●	●		●						●	●	
62	ほうじ茶		●		●	●	●						
62	昼食：ふわふわオムライス		●	●							●		●
63	にんじんのサラダ	●					●				●		●
63	ホタテ缶とキャベツのミルクスープ		●			●	●			●			
64	間食：カステラ										●		
64	ドリンクヨーグルト		●		●		●		〈●〉	●	●	●	
64	夕食：鶏もも肉のから揚げ風グリル			●				●			●		
64	アサリと白菜と春菊の煮浸し							●					●
64	酢ばす						●				●		
64	ごはん												
	●ワンクッション主菜												
66	アジの南蛮漬け			●						●			
67	サンマの梅しそロール焼き			●						●			
67	カキのオイル煮			●									●
68	野菜ロール豚カツ			●				●					
69	鶏もも肉のスパイシーグリル			●							●		●
69	麻婆豆腐		●	●	●					●			

ページ	料理名	胸やけ	つかえ感	ダンピング症候群	もたれ感	下痢	便秘	貧血	乳糖不耐症	骨粗しょう症	食欲不振	口内炎	味覚障害
	●ワンクッション副菜												
70	なめこおろし	●	●				●						
70	やわらかきんぴらごぼう						●						
71	もやしとにら、卵の豆板醤いため			●									●
71	肉じゃが			●							●		
	●ワンクッション汁物												
72	もずくと梅干しのすまし汁	●	●		●		●						
72	豚汁		●				●	●			●		
73	チリコンカン風スープ		●				●				●		
73	サンラータン		●								●		●
	●ワンクッション主食												
74	卵チャーハンのカニ白雪あんかけ		●								●	●	
75	ウナ玉丼	●		●				●			●		●
75	チキンスープカレー	●	●								●		●
76	そうめんのラーメン仕立て		●								●		●
77	冷やしおろしそばの温泉卵添え		●								●		●
77	ツナのトマトスープパスタ		●								●		
	●ワンクッション間食												
78	簡単ティラミス		●						〈●〉	●			
79	れんこんもち						●			●			
79	白玉団子のごま汁粉							●		●			
	●ライフスタイル別食事アドバイス&おすすめメニュー												
	高齢者のかた												
80	サバ缶のトマトソース焼き			●						●			
81	卯の花とチーズのおやき			●				●		●			
81	焼きとりレバーとカット野菜のレンジいため			●				●					
82	大根とツナのレンジ煮	●			●								
82	ホタテ缶と白菜のレンジ煮		●			●						●	
83	カジキのポテトサラダ焼き			●						●			
83	シンガポール風チキンライス			●							●		
	一人暮らしのかた												
86	サンマ缶ときゅうりのあえ物			●				●		●			

ページ	料理名	胸やけ	つかえ感	ダンピング症候群	もたれ感	下痢	便秘	貧血	乳糖不耐症	骨粗しょう症	食欲不振	口内炎	味覚障害
86	サケ缶とクリームチーズのリエット		●	●				●	〈●〉	●			
87	冷ややっこのカリカリじゃこのせ									●	●		●
87	レバーペーストのオムレツ		●	●				●					
	家族の世話で忙しいかた												
88	鶏そぼろ			●							●		●
88	鶏そぼろおにぎり			●									
88	かぶと鶏そぼろのレンジ蒸し	●	●	●									
89	蒸し鶏			●	●						●		
89	蒸し鶏のアジア風ドッグ	●		●							●		
89	蒸し鶏となすのごまだれかけ	●									●		
90	カツオのしぐれ煮			●				●			●		●
90	豆腐のカツオしぐれ蒸し	●		●				●					
90	カツオの簡単ちらしずし			●				●			●		●
91	ポトフ	●	●		●		●					●	
91	みそ煮込みうどん		●								●		
91	トマトリゾット	●	●	●									
	退院後３か月からの食事												
	●退院後３か月の１日３食の献立												
95	朝食：目玉焼きとキャベツのトーストサンド			●							●		
95	野菜とウインナのホットサラダ			●			●				●		
95	即席コーンスープ		●		●	●					●	●	●
96	昼食：ミートソースとしいたけのペンネ			●							●		●
96	キャベツとかぶのマリネサラダ						●				●		
96	果物盛り合わせ	●	●		●						●		●
98	夕食：アジのたたき			●							●		
98	豆腐とアサリのレンジ蒸し							●					●
98	沢煮わん	●			●		●						
98	ごはん												
100	お祝い膳：海鮮ちらしずし			●							●		
100	高野豆腐と里芋の煮物			●				●					
100	牛しゃぶと大根のごま酢あえ			●				●			●		
100	はんぺんと三つ葉のすまし汁	●	●		●	●					●	●	

column

食事が充分にとれないときに…栄養食品の選び方

手術や化学療法による症状で、食事が充分にとれないときは、栄養食品を利用するのも一案です。栄養食品には病院の薬局や通信販売などで購入できる保険適応外の「食品扱い」のものと、医師の処方が必要な保険適応の「薬品扱い」のものがあります。ここでは、食品扱いのものを紹介します。処方がなくても購入できますが、医師や管理栄養士に相談のうえ利用してください。

●やせるのが心配なとき

…少量で高エネルギーのものを

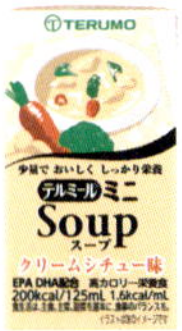

〈甘くないタイプ〉
テルミールミニSoup
（テルモ株式会社）

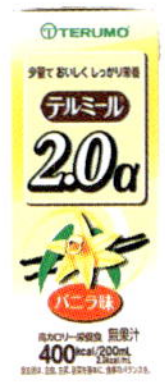

〈甘めのタイプ〉
テルミール2.0α
（テルモ株式会社）

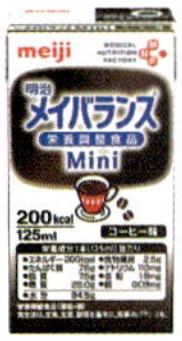

〈甘めのタイプ〉
明治メイバランスMini
（株式会社 明治）

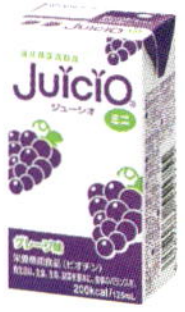

〈さっぱりタイプ〉
JuiciO ミニ
（株式会社三和化学研究所）

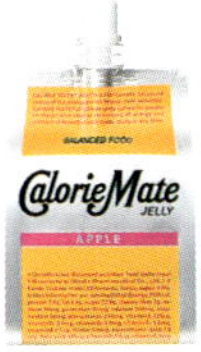

〈ゼリータイプ〉
カロリーメイトゼリー
（大塚製薬株式会社）

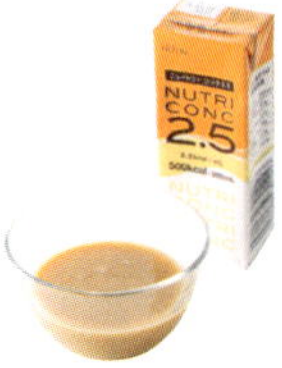

〈料理に加えるタイプ〉
ニュートリーコンク
（ニュートリー株式会社）

●下痢が心配なとき

…水分補給と、腸内環境を整えるものを

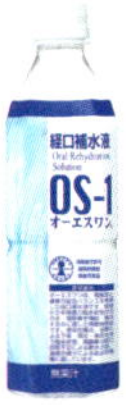

〈水分補給〉
OS-1
（株式会社大塚製薬工場）

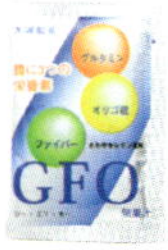

〈腸内環境を整える〉
GFO
（株式会社大塚製薬工場）

●口内炎が心配なとき

…亜鉛やグルタミンをプラスできるものを

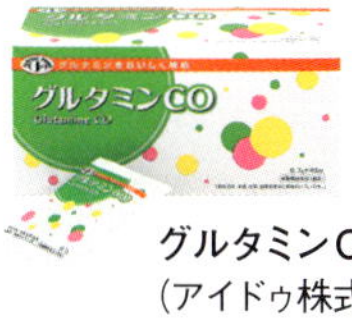

グルタミンCO
（アイドゥ株式会社）

●貧血が心配なとき

…鉄を補給できるものを

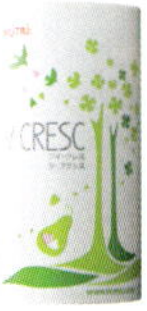

ブイ・クレス
（ニュートリー株式会社）

●骨粗しょう症が心配なとき

…カルシウムを補給できるものを

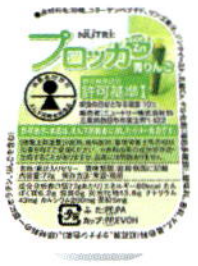

プロッカZn
（ニュートリー株式会社）

掲載料理の栄養成分値一覧

	亜鉛 mg	銅 mg	ビタミンA（レチノール当量） µg	ビタミンD µg	ビタミンE（α-トコフェロール） mg	ビタミンK µg	ビタミンB1 mg	ビタミンB2 mg	ナイアシン mg	ビタミンB6 mg	ビタミンB12 µg	葉酸 µg	ビタミンC mg	n-3系多価不飽和脂肪酸 g	n-6系多価不飽和脂肪酸 g	コレステロール mg	食物繊維 g	食塩相当量 g
	3.0	0.08	43	0.1	1.5	26	0.08	0.16	2.7	0.24	1.0	46	41	0.12	1.72	43	1.9	1.6
	1.1	0.17	52	7.7	1.7	11	0.17	0.25	8.2	0.55	7.5	38	26	1.12	0.66	48	1.9	1.3
	0.2	0.04	13	0	0.1	10	0.06	0.08	2.7	0.21	0.3	42	15	0.02	0.23	15	1.1	1.0
	1.2	0.12	83	1.0	0.6	7	0.06	0.26	1.1	0.07	0.8	27	0	0.09	0.9	231	0.2	1.0
	0.5	0.07	294	0.2	3.3	19	0.07	0.15	1.0	0.19	0.2	33	29	0.06	0.30	29	2.6	0.7
	1.9	0.26	3	0	0.7	14	0.1	0.05	0.2	0.06	0.1	12	0	0.22	2.13	21	0.3	1.4
	0.2	0.09	72	0	2.5	20	0.08	0.06	1.0	0.20	0	50	56	0.06	0.61	0	2.0	0.6
	0.4	0.04	28	0	0.2	1	0.05	0.12	0.3	0.15	0.1	17	6	0.01	0.06	10	0.3	0.1
	1.4	0.08	174	1.1	1.9	41	0.08	0.38	0.4	0.16	1.0	81	50	0.13	0.97	253	1.1	1.1
	0.3	0.05	0	0	0.2	0	0.04	0.02	0.5	0.01	0	15	0	0	0	0	0.8	0.5
	0.4	0.02	33	0	0.3	1	0.04	0.14	0.1	0.04	0.1	11	1	0.01	0.08	12	0.4	0.1
	2.1	**0.15**	**207**	**1.1**	**2.4**	**42**	**0.16**	**0.54**	**1.0**	**0.21**	**1.1**	**107**	**51**	**0.14**	**1.05**	**265**	**2.3**	**1.7**
	0.1	0.02	3	微量	0.1	0	0.02	0.04	0.2	0.01	-	3	0	0.01	0.17	2	0.4	0.1
	1.0	0.21	61	0.5	0.3	3	0.07	0.31	0.3	0.06	0.5	10	2	0.03	0.19	19	1.2	0.3
	1.1	**0.23**	**64**	**0.5**	**0.4**	**3**	**0.09**	**0.35**	**0.5**	**0.07**	**0.5**	**13**	**2**	**0.04**	**0.36**	**21**	**1.6**	**0.4**
	0.5	0.10	78	0	0.5	55	0.11	0.12	6.7	0.25	0.9	51	5	0.03	0.30	20	2.1	2.7
	0.5	0.12	204	0	0.2	6	0.07	0.04	0.5	0.08	0	17	1	0.08	1.22	0	1.2	0.7
	0	0.02	1	0	0.1	0	0.01	0	0	0.01	0	2	2	0	0.01	0	0.6	0
	1.0	**0.24**	**283**	**0**	**0.8**	**61**	**0.19**	**0.16**	**7.2**	**0.34**	**0.9**	**70**	**8**	**0.11**	**1.53**	**20**	**3.9**	**3.4**
	0.3	0.10	0	0	0.1	2	0.05	0.02	0.2	0.15	0	14	0	0.09	0.54	0	0.8	0
	0	0.02	0	0	0	0	0	0.03	0.2	0	0	20	0	0	0	0	0	0
	0.3	**0.12**	**0**	**0**	**0.1**	**2**	**0.05**	**0.05**	**0.4**	**0.15**	**0**	**34**	**0**	**0.09**	**0.54**	**0**	**0.8**	**0**

● 「日本食品標準成分表2010」(文部科学省) に基づき、栄養計算ソフト『栄養Pro Ver.2.30』(女子栄養大学出版部) で算出しています。

● 食品成分のデータがない場合は、それに近い食品 (代用品) で算出しました。

● 煮物の煮汁や汁めんのめんつゆは、可食分を考慮して計算しました。

● 水分量については、調理前の分量で算出したため、加熱調理による蒸発分や水もどしによる吸水分など、調理による増減は考慮していません。目安量としてとらえてください。

ページ	料理名	栄養価の単位	エネルギー kcal	水分 g	たんぱく質 g	脂質 g	炭水化物 g	ナトリウム mg	カリウム mg	カルシウム mg	マグネシウム mg	リン mg	鉄 mg
	手術前から退院直後の食事												
	●入院前の食事アドバイス												
21	牛肉と夏野菜の焼きしゃぶ おろしポン酢添え	1人分	253	141.0	11.4	19.0	7.6	627	388	25	24	109	0.9
21	サバのソテー フレッシュトマトソース	1人分	281	167.5	17.0	15.6	17.2	508	592	48	45	217	1.3
	●退院したその日からのワンスプーンメニュー												
28	かぶの鶏そぼろ煮	1人分	73	202.8	5.2	1.7	9.9	380	328	30	19	58	0.5
28	ふんわり卵雑炊	1人分	220	189.7	9.1	5.9	30.2	391	162	34	17	140	1.1
29	かぼちゃのポタージュ	1人分	185	172.0	3.5	10.9	18.4	263	409	80	24	90	0.4
29	豆腐とカニの中国風くず煮	1人分	130	229.6	9.9	5.1	10.7	534	170	66	54	122	1.0
30	あっさりガスパチョ	1人分	116	189.9	1.5	9.0	8.2	246	398	25	18	50	0.4
30	バナナヨーグルト	1人分	87	94.0	3.2	2.5	14.3	38	244	98	19	88	0.1
	●退院直後の献立												
31	朝食 *Breakfast menu*												
	ブロッコリーとチーズのスクランブルエッグ	1人分	186	93.9	11.7	13.5	3.3	440	210	149	18	244	1.3
	ロールパン	1人分	126	12.3	4.0	3.6	19.4	196	44	18	9	39	0.3
	ヨーグルト・ブルーベリーソース添え	1人分	82	93.2	3.6	3.0	9.9	49	178	121	13	101	0
	朝食合計	1人分	**394**	**199.4**	**19.3**	**20.1**	**32.6**	**685**	**432**	**288**	**40**	**384**	**1.6**
32	間食 (10時) *Eating between meals*												
	ビスケット	1人分	72	0.4	1.2	1.8	12.9	51	23	53	4	16	0.1
	ミルクココア	1人分	181	135.6	7.1	7.3	22.7	104	378	206	41	192	0.6
	間食 (10時) 合計	1人分	**253**	**136.0**	**8.3**	**9.1**	**35.6**	**155**	**401**	**260**	**45**	**208**	**0.7**
32	昼食 *Lunch menu*												
	鶏ささ身と梅干しのにゅうめん	1人分	218	441.5	13.3	0.9	37.5	1053	449	47	38	153	0.8
	にんじんの白あえ	1人分	59	69.7	3.0	2.9	5.9	278	169	62	33	62	0.7
	りんごのレンジ煮	1人分	26	33.6	0.1	0	7.4	0	43	1	1	4	0
	昼食合計	1人分	**303**	**544.8**	**16.4**	**3.8**	**50.8**	**1331**	**661**	**110**	**72**	**219**	**1.5**
34	間食 (15時) *Eating between meals*												
	わらびもち	1人分	104	35.3	2.1	1.2	22.2	5	278	54	17	32	1.4
	ほうじ茶	1人分	0	149.7	0	0	0.2	2	36	3	0	2	0
	間食 (15時) 合計	1人分	**104**	**185.0**	**2.1**	**1.2**	**22.4**	**7**	**314**	**57**	**17**	**34**	**1.4**

亜鉛 mg	銅 mg	ビタミンA（レチノール当量） µg	ビタミンD µg	ビタミンE（α-トコフェロール） mg	ビタミンK µg	ビタミンB_1 mg	ビタミンB_2 mg	ナイアシン mg	ビタミンB_6 mg	ビタミンB_{12} µg	葉酸 µg	ビタミンC mg	n-3系多価不飽和脂肪酸 g	n-6系多価不飽和脂肪酸 g	コレステロール mg	食物繊維 g	食塩相当量 g
0.5	0.08	35	22.4	1.4	11	0.13	0.17	4.8	0.52	4.1	26	17	0.61	0.43	50	1.1	2.0
0.3	0.04	16	0.1	1.1	24	0.06	0.07	0.4	0.05	0	68	5	0.30	1.08	10	0.6	0.7
0.3	0.03	35	0.1	0.1	24	0.14	0.04	1.4	0.11	0.1	27	24	0.03	0.26	8	0.9	1.5
0.6	0.10	0	0	0	0	0.03	0.01	0.5	0.05	0	5	0	0	0.13	0	0.2	0
1.7	**0.25**	**86**	**22.6**	**2.6**	**59**	**0.36**	**0.29**	**7.1**	**0.73**	**4.2**	**126**	**46**	**0.94**	**1.90**	**68**	**2.8**	**4.2**
6.2	**0.99**	**640**	**24.2**	**6.3**	**167**	**0.85**	**1.39**	**16.2**	**1.50**	**6.7**	**350**	**107**	**1.32**	**5.38**	**374**	**11.4**	**9.7**
0.8	0.12	6	2.4	0.7	2	0.15	0.06	3.4	0.17	0.9	24	8	0.62	0.29	22	0.8	1.1
0.8	0.14	24	0.6	1.5	18	0.05	0.04	3.2	0.16	0.4	16	7	0.45	3.62	11	1.0	1.5
1.3	0.26	12	0	0.4	16	0.12	0.11	2.6	0.29	0.1	22	1	0.31	2.67	23	1.2	0.8
0.7	0.14	43	0.5	0.7	31	0.08	0.15	0.3	0.08	0.4	40	10	0.26	1.63	126	0.8	0.3
0.8	0.05	59	0.4	0.4	3	0.09	0.13	0.9	0.04	0.5	15	5	0.07	0.58	74	0.4	1.0
0.8	0.18	247	0	2.4	27	0.14	0.15	8.7	0.37	1.1	49	21	0.16	1.43	32	4.1	3.1
0.9	0.08	85	1.1	1.2	15	0.06	0.26	0.3	0.09	0.6	34	3	0.39	3.02	233	0.5	1.6
0.5	0.10	52	0.4	0.5	13	0.07	0.11	0.5	0.06	0.3	17	0	0.23	1.43	79	0.3	0.6
0.5	0.03	60	0	0.6	15	0.01	0.07	0.5	0.05	0.6	13	3	0.06	0.24	18	0.3	1.0
1.3	0.23	118	0	1.1	42	0.38	0.14	4.2	0.36	0.1	89	38	0.35	2.62	25	2.5	1.2
0.5	0.06	24	0.8	1.6	22	0.10	0.10	1.2	0.08	0.9	19	16	0.37	1.27	50	0.9	0.7
0.5	0.07	27	4.3	1.1	0	0.15	0.22	5.4	0.29	2.0	39	12	1.79	0.20	38	1.3	1.2
0.6	0.17	130	0	0.6	109	0.09	0.09	1.0	0.10	0.1	62	20	0.21	1.24	0	1.1	0.7
0.1	0.02	4	0	0.3	26	0.02	0.02	0.3	0.04	0	28	10	0.02	0.14	0	0.8	0.4
0.2	0.06	2	0	0.4	2	0.06	0.02	0.3	0.06	0	6	4	0.03	0.31	0	0.6	0.4
0.6	0.13	53	0	0.7	41	0.05	0.05	0.9	0.05	0.2	40	6	0.04	0.50	38	0.8	1.1
0.4	0.04	44	0.5	0.3	6	0.05	0.15	1.4	0.08	0.5	48	13	0.05	0.41	116	1.0	1.0
0.4	0.07	91	0	0.7	4	0.10	0.03	1.2	0.12	0	20	14	0.03	0.36	3	1.4	1.0
0.8	0.07	236	0.4	0.6	4	0.09	0.19	0.5	0.07	0.6	21	1	0.08	0.75	86	1.6	0.9
0.4	0.02	122	0.3	0.3	5	0.04	0.12	0.1	0.03	0.2	22	14	0.07	0.36	38	0.3	0.1
0.4	0.06	68	0	0.5	32	0.07	0.15	0.6	0.24	0.1	39	17	0.02	0.07	9	0.8	0.1
0.2	0.02	41	0.1	1.4	3	0.02	0.05	0.2	0.02	0.1	4	1	0.06	0.35	15	0.2	0.2
1.7	0.20	89	0.6	0.9	10	0.27	0.22	2.2	0.31	0.9	32	19	0.01	0.03	2	1.6	0.4
0.8	0.04	80	0.5	3.0	4	0.15	0.21	2.3	0.30	0.6	50	16	0.01	0.06	6	1.3	0.2
0.8	0.08	24	10.1	1.0	2	0.07	0.20	4.2	0.33	9.4	19	4	2.07	0.28	35	0.4	1.1

ページ	料理名	栄養価の単位	エネルギー	水分	たんぱく質	脂質	炭水化物	ナトリウム	カリウム	カルシウム	マグネシウム	リン	鉄
			kcal	g	g	g	g	mg	mg	mg	mg	mg	mg
34	夕食　Dinner menu												
	サケのムニエル　レモンバターソース	1人分	193	94.6	16.6	10.3	7.3	781	339	30	28	189	0.6
	アスパラガスのサラダ　マスタード風味	1人分	59	39.8	1.5	5.1	2.2	263	112	19	9	39	0.4
	キャベツとハムのコンソメスープ	1人分	55	208.8	3.9	2.9	3.9	587	151	21	11	83	0.3
	軟飯	1人分	155	63.3	2.6	0.4	33.5	0	38	2	10	41	0.3
	夕食合計	1人分	**462**	**406.5**	**24.6**	**18.7**	**46.9**	**1631**	**640**	**72**	**58**	**352**	**1.6**
	一日合計	1人分	**1516**	**1471.7**	**70.7**	**52.9**	**188.3**	**3809**	**2448**	**787**	**232**	**1197**	**6.8**
	●おなかにやさしい安心主食												
36	タイとかぶの雑炊	1人分	237	263.8	9.7	3.6	39.4	451	361	20	27	135	0.2
37	ツナのカレーリゾット	1人分	306	279.1	8.8	11.2	40.8	585	214	26	22	107	0.5
37	豆腐入り鶏そぼろ丼	1人分	304	147.2	12.6	8.3	42.8	320	236	72	53	131	1.4
38	豆腐のお好み焼き	1人分	127	78.5	7.2	6.1	9.7	112	173	74	29	110	1.0
39	ハムとチーズのフレンチトーストサンド	1人分	142	41.1	7.5	8.0	9.5	400	90	84	10	150	0.4
39	かぼちゃほうとう風煮込みうどん	1人分	328	560.8	16.0	6.5	50.4	1204	690	54	59	196	1.4
	●おなかにやさしい安心主菜												
40	ふわふわカニ玉	1人分	180	100.9	9.0	11.8	8.0	633	212	50	17	126	1.3
41	やわらかいり豆腐	1人分	85	99.1	6.0	4.9	4.1	229	146	36	28	90	0.9
41	はんぺんのチーズ焼き	1人分	98	59.0	8.8	5.0	6.9	391	128	122	12	162	0.4
42	豚肉と野菜の豆乳シチュー	1人分	229	273.0	13.9	12.3	14.8	461	618	41	54	175	2.0
43	白身魚の香草パン粉焼き	1人分	140	75.9	13.4	7.3	4.5	271	306	49	27	183	0.5
43	ブリ大根	1人分	175	175.8	12.5	9.5	9.4	491	466	28	29	100	1.0
	●おなかにやさしい安心副菜												
44	小松菜と湯葉の煮浸し	1人分	61	103.0	5.6	2.8	3.9	278	351	106	27	85	2.2
45	白菜とりんごのサラダ	1人分	36	54.5	0.4	2.2	4.1	175	115	21	6	17	0.2
45	長芋のオリーブ油焼き	1人分	78	51.6	1.6	4.2	8.7	176	270	12	13	21	0.4
	●おなかにやさしい安心汁物												
46	エビのワンタンとほうれん草のスープ	1人分	74	193.5	6.2	1.3	8.9	435	187	30	24	71	0.5
47	かぶのみぞれ入りかき玉汁	1人分	64	191.2	4.2	2.9	5.2	381	285	35	14	83	0.7
47	あっさりミネストローネ	1人分	94	233.4	3.3	3.4	12.4	375	238	17	15	65	0.4
	●おなかにやさしい安心間食												
48	にんじんとチーズのホットケーキ	1人分	272	65.6	8.8	7.9	40.9	349	250	155	14	218	0.6
49	とろとろ牛乳かん	1個分	200	89.2	3.5	13.7	15.7	35	154	90	10	79	0.1
49	グリーンスムージー	1人分	112	126.1	3.6	2.5	21.2	40	393	123	28	99	0.6
	●栄養食品を使った簡単デザート												
50	ハニークリームチーズのクラッカー添え	1人分	116	10.8	2.1	7.7	9.2	96	24	30	4	34	0.2
51	お汁粉白玉麩添え	1人分	179	56.2	5.7	4.9	27.8	141	75	52	30	80	1.5
51	キャラメルコーヒーゼリー	1個分	130	99.9	5.2	6.0	14.8	60	118	65	16	78	0.8
	●体重を減らさない栄養価アップメニュー												
52	サンマの有馬煮	1人分	201	70.5	11.1	13.6	7.2	434	159	49	23	119	1.0

亜鉛 mg	銅 mg	ビタミンA（レチノール当量） µg	ビタミンD µg	ビタミンE（α-トコフェロール） mg	ビタミンK µg	ビタミンB_1 mg	ビタミンB_2 mg	ナイアシン mg	ビタミンB_6 mg	ビタミンB_{12} µg	葉酸 µg	ビタミンC mg	n-3系多価不飽和脂肪酸 g	n-6系多価不飽和脂肪酸 g	コレステロール mg	食物繊維 g	食塩相当量 g
0.9	0.23	11	0.1	0.7	12	0.13	0.08	1.0	0.15	0.1	34	5	0.27	1.76	0	1.9	1.2
1.1	0.12	90	0.3	1.0	5	0.16	0.18	1.7	0.21	0.6	38	30	0.03	0.09	14	1.5	0.6
9.0	0.49	518	1.2	5.8	35	1.00	0.74	13.8	1.42	2.5	118	48	0.25	2.74	142	6.9	5.6
0.3	0.03	130	0.2	1.8	10	0.05	0.06	0.7	0.10	0.1	19	16	0.02	0.12	26	1.3	0.1
1.0	0.08	57	0.5	1.2	5	0.18	0.20	1.5	0.18	0.3	29	13	0	0.01	2	1.4	0.2
1.0	0.08	64	0.5	1.2	5	0.18	0.20	1.6	0.20	0.3	41	15	0	0.01	2	1.1	0.2
1.1	0.07	78	0.5	1.1	24	0.18	0.22	1.5	0.19	0.3	37	12	0.01	0.03	4	1.1	0.2
0.2	0.03	14	12.8	0.5	7	0.06	0.09	2.7	0.26	2.4	10	1	0.43	0.04	24	0.1	0.6
0.4	0.12	6	0	0.3	240	0.05	0.11	0.4	0.09	0	40	1	0.19	1.16	0	2.0	0.9
0.1	0.04	39	0	0.2	32	0.03	0.04	1.6	0.05	0.5	27	8	0.04	0.19	0	0.8	0.9
0.9	0.15	0	0	0	0	0.03	0.02	0.3	0.03	0	5	0	0	0.15	0	0.5	0.0
1.6	**0.34**	**59**	**12.8**	**1.0**	**279**	**0.17**	**0.26**	**5.0**	**0.43**	**2.9**	**82**	**10**	**0.66**	**1.54**	**24**	**3.4**	**2.4**
0.1	0.02	0	0	0	1	0	0	0	0	0	0	0	0	0.01	0	0.9	0.1
0	0.02	0	0	0	0	0	0.03	0.2	0	0	20	0	0	0	0	0	0
0.1	**0.04**	**0**	**0**	**0**	**1**	**0**	**0.03**	**0.2**	**0**	**0**	**20**	**0**	**0**	**0.01**	**0**	**0.9**	**0.1**
1.6	0.21	109	1.0	1.3	12	0.14	0.26	1.2	0.13	0.5	30	8	0.25	1.76	223	1.0	1.7
0.1	0.03	341	0	0.6	3	0.02	0.02	0.3	0.06	0	12	3	0.02	0.29	0	1.3	0.7
1.1	0.04	42	0.3	0.4	42	0.07	0.19	0.4	0.14	0.8	51	23	0.04	0.12	25	1.3	1.3
2.8	**0.28**	**492**	**1.3**	**2.3**	**57**	**0.23**	**0.47**	**1.9**	**0.33**	**1.3**	**93**	**34**	**0.31**	**2.17**	**248**	**3.6**	**3.7**
0.2	0.03	14	微量	0.2	1	0.01	0.13	0.1	0.01	0.1	2	0	0.02	0.23	48	0.2	0
微量	微量	5	微量	微量	微量	0.01	0.13	0.1	0.03	0.2	1	微量	微量	0.01	3	0	0.1
0.2	**0.03**	**19**	**0**	**0.2**	**1**	**0.02**	**0.26**	**0.2**	**0.04**	**0.3**	**3**	**0**	**0.02**	**0.24**	**51**	**0.2**	**0.1**
1.0	0.04	34	0.1	0.4	38	0.06	0.13	3.1	0.14	0.2	17	15	0.06	1.06	59	0.8	0.7
1.0	0.11	85	0	1.1	110	0.06	0.10	1.5	0.14	12.9	104	23	0.08	0.02	18	2.0	1.2
0.1	0.03	2	0	0.2	0	0.03	0.01	0.3	0.03	0.1	4	14	0	0.01	0	0.6	0.8
0.9	0.15	0	0	0	0	0.03	0.02	0.3	0.03	0	5	0	0	0.15	0	0.5	0
3.0	**0.33**	**121**	**0.1**	**1.7**	**148**	**0.18**	**0.26**	**5.2**	**0.34**	**13.2**	**130**	**52**	**0.14**	**1.24**	**77**	**3.9**	**2.7**
7.7	**1.02**	**691**	**14.2**	**5.2**	**486**	**0.60**	**1.28**	**12.5**	**1.14**	**17.7**	**328**	**96**	**1.13**	**5.20**	**400**	**12.0**	**9.0**
0.4	0.05	13	0.9	1.3	12	0.06	0.12	2.8	0.25	0.4	22	17	0.79	2.12	36	0.6	1.2
0.4	0.05	24	7.6	0.7	16	0.01	0.12	2.9	0.23	7.1	11	3	1.58	0.21	26	0.4	0.8
8.9	0.61	31	0	2.0	14	0.05	0.11	1.1	0.12	18.7	42	14	0.27	0.84	34	0.8	1.3

ページ	料理名	栄養価の単位	エネルギー kcal	水分 g	たんぱく質 g	脂質 g	炭水化物 g	ナトリウム mg	カリウム mg	カルシウム mg	マグネシウム mg	リン mg	鉄 mg
53	豆腐と里芋のみそ田楽	1人分	121	115.4	7.7	4.4	12.8	470	433	129	42	138	1.4
54	じゃが芋とトマトのチーズ焼き	1人分	147	114.6	6.8	6.4	18.6	242	374	178	25	178	0.6
54	作りおきにおすすめのミートソース	全量	776	504.2	44.9	45.7	43.6	2218	1547	185	103	514	5.7
55	スイートパンプキン	1個分	62	28.4	1.2	2.0	9.9	33	159	17	10	29	0.3
55	フローズンコンクヨーグルト　ブルーベリー味	1人分	102	47.1	3.4	2.7	16.8	89	108	108	15	67	0.6
55	マンゴー味	1人分	105	46.3	3.4	2.7	17.5	89	125	109	16	68	0.6
55	抹茶味	1人分	113	48.7	4.2	3.2	17.6	98	144	130	18	85	0.6
	退院後1～3か月の食事												
	●退院後1～3か月の献立												
61	**朝食** *Breakfast menu*												
	生ザケの焼き漬け	1人分	58	35.1	9.2	1.7	1.3	237	161	9	15	102	0.3
	オクラ納豆	1人分	56	28.3	4.9	2.5	3.9	343	225	26	31	79	0.8
	小松菜と麩のみそ汁	1人分	21	179.9	1.6	0.4	3.0	350	227	40	14	40	0.7
	ごはん	1人分	252	90.0	3.8	0.5	55.7	2	44	5	11	51	0.2
	朝食合計	1人分	**387**	333.3	**19.5**	5.1	**63.9**	932	**657**	80	**71**	272	**2.0**
62	**間食**（10時） *Eating between meals*												
	水ようかん	1人分	68	22.8	1.0	0	16.0	23	7	4	3	9	0.3
	ほうじ茶	1人分	0	149.7	0	0	0.2	2	36	3	0	2	0
	間食（10時）　**合計**	1人分	**68**	172.5	**1.0**	0	**16.2**	25	**43**	7	**3**	11	**0.3**
62	**昼食** *Lunch menu*												
	ふわふわオムライス	1人分	381	152.8	11.6	12.4	52.6	685	262	45	23	184	1.3
	にんじんのサラダ	1人分	61	46.6	0.4	4.2	5.7	266	141	15	6	13	0.1
	ホタテ缶とキャベツのミルクスープ	1人分	108	274.8	8.3	4.2	9.8	527	372	153	28	153	0.4
	昼食合計	1人分	**550**	474.2	**20.3**	20.8	**68.1**	1478	**775**	213	**57**	350	**1.8**
64	**間食**（15時） *Eating between meals*												
	カステラ	1人分	96	7.7	1.9	1.4	19.0	16	24	9	2	29	0.3
	ドリンクヨーグルト	1人分	68	88.0	3.0	0.5	12.8	53	137	116	12	84	0.1
	間食（15時）　**合計**	1人分	**164**	95.7	**4.9**	1.9	**31.8**	69	**160**	125	**14**	113	**0.4**
64	**夕食** *Dinner menu*												
	鶏もも肉のから揚げ風グリル	1人分	144	65.6	10.4	8.5	5.3	293	229	17	17	111	0.5
	アサリと白菜と春菊の煮浸し	1人分	56	196.5	6.0	0.6	7.3	459	372	93	31	111	8.3
	酢ばす	1人分	31	46.4	0.6	0	7.2	329	146	7	6	25	0.2
	ごはん	1人分	252	90.0	3.8	0.5	55.7	2	44	5	11	51	0.2
	夕食合計	1人分	**483**	398.5	**20.8**	9.6	**75.5**	1083	**791**	122	**65**	298	**9.2**
	一日合計		**1652**	1474.2	**66.5**	37.4	**255.5**	3587	**2426**	547	**210**	1044	**13.7**
	●ワンクッション主菜												
66	アジの南蛮漬け	1人分	133	78.6	10.4	7.8	4.4	466	269	21	24	125	0.5
67	サンマの梅しそロール焼き	1人分	128	31.3	7.7	9.9	0.9	333	119	20	15	78	0.7
67	カキのオイル煮	1人分	162	78.5	4.8	13.0	5.5	507	199	74	54	78	1.4

亜鉛 mg	銅 mg	ビタミンA（レチノール当量） µg	ビタミンD µg	ビタミンE（α-トコフェロール） mg	ビタミンK µg	ビタミンB_1 mg	ビタミンB_2 mg	ナイアシン mg	ビタミンB_6 mg	ビタミンB_{12} µg	葉酸 µg	ビタミンC mg	n-3系多価不飽和脂肪酸 g	n-6系多価不飽和脂肪酸 g	コレステロール mg	食物繊維 g	食塩相当量 g
1.6	0.09	82	0.2	0.8	53	0.44	0.20	4.3	0.28	0.6	66	41	0.11	1.41	79	2.3	1.2
1.5	0.06	40	0.1	0.3	48	0.08	0.17	4.3	0.19	0.3	20	8	0.07	1.40	78	0.4	1.9
1.9	0.29	6	0.2	0.7	27	0.41	0.17	2.8	0.29	0.2	33	3	0.51	3.89	31	1.3	1.7
0.2	0.03	0	0.1	0	0	0.03	0.04	1.2	0.04	0	29	6	0	0.01	0	1.3	0.5
0.2	0.05	28	0	0.2	1	0.02	0.02	0.5	0.04	0.1	17	1	0.03	0.28	0	1.3	0.4
0.6	0.08	86	0.5	0.7	32	0.05	0.17	0.3	0.09	0.3	49	7	0.05	1.24	116	1.2	1.1
0.9	0.09	88	0	0.3	5	0.08	0.07	1.9	0.21	0.5	22	20	0.08	0.47	10	1.9	0.7
0	0.01	4	0	0	4	0.02	0.04	1.4	0.02	0.5	3	0	0	0	0	0.5	1.4
1.1	0.12	70	0.1	0.3	2	0.26	0.12	3.5	0.21	0.6	34	15	0.08	0.72	20	2.0	1.2
0.7	0.18	29	0.1	0.9	6	0.16	0.08	1.6	0.18	0.2	30	18	0.11	0.85	12	4.7	1.2
0.4	0.05	56	0.4	0.2	6	0.05	0.11	2.8	0.17	0.1	25	4	0.03	0.45	71	0.8	1.0
2.6	0.30	82	1.0	1.0	8	0.08	0.28	0.5	0.10	1.4	38	2	0.11	2.61	248	0.8	2.5
2.6	0.23	536	6.7	2.1	11	0.31	0.51	2.5	0.15	1.4	52	3	0.95	1.13	301	1.1	1.5
2.4	0.29	199	0.5	0.9	38	0.18	0.27	5.1	0.36	0.9	54	25	0.17	1.88	166	3.7	1.6
0.8	0.10	53	0.1	0.5	42	0.17	0.12	2.5	0.10	0.2	46	8	0.05	0.39	7	1.7	4.5
1.5	0.24	106	1.0	0.8	29	0.18	0.30	1.4	0.17	0.6	57	8	0.13	1.26	231	3.3	1.6
1.1	0.28	56	0.8	2.8	31	0.14	0.12	5.3	0.36	0.4	41	12	0.61	5.10	13	3.5	2.1
0.2	0.05	10	0	0.1	0	0.02	0.06	0.5	0.02	0	4	0	0.01	0.11	4	0.4	0.1
0.2	0.10	2	0	0.5	3	0.06	0.01	0.3	0.06	0.2	15	25	0.02	0.83	11	1.1	0.6
0.9	0.18	0	0	0	4	0.03	0.03	0.2	0.02	0	6	0	0.03	1.03	0	3.8	0.3
1.0	0.16	55	5.6	1.9	8	0.16	0.23	6.5	0.31	9.7	12	0	1.18	0.30	58	0.6	1.1
0.6	0.05	47	0.2	0.4	4	0.04	0.10	0.1	0.03	0.4	12	0	0.12	0.72	66	2.9	0.2
1.3	0.16	4380	0.1	0.5	46	0.16	0.59	1.7	0.32	13.3	445	28	0.08	0.94	111	2.0	0.8
0.4	0.04	21	1.2	0.4	14	0.03	0.04	4.0	0.16	0.4	34	11	0.06	0.01	14	1.2	0.7
0.8	0.03	6	0	0.4	47	0.02	0.04	0.7	0.10	0.6	51	15	0.04	0	14	1.1	0.6
0.2	0.02	20	4.2	0.7	25	0.04	0.03	3.7	0.16	1.5	7	4	0.28	0.48	20	0.2	0.5
2.5	0.15	54	0.1	0.4	67	0.13	0.24	6.4	0.29	0.5	30	9	0.11	2.10	113	0.6	2.0
0.6	0.13	33	6.5	1.6	21	0.01	0.12	1.9	0.17	6.1	26	6	2.08	0.25	49	0.6	1.1
0.5	0.04	63	1.9	0.5	3	0.05	0.09	1.7	0.04	1.4	8.5	1	0.38	0.27	40	0.3	0.7
0.8	0.17	26	4.3	0.3	19	0.12	0.05	0.8	0.07	0.4	17	0	0.26	3.09	27	0.4	0.7
1.2	0.11	759	1.1	0.7	12	0.07	0.46	1.1	0.11	1.7	47	2	0.17	1.53	263	0.4	1.1

ページ	料理名	栄養価の単位	エネルギー kcal	水分 g	たんぱく質 g	脂質 g	炭水化物 g	ナトリウム mg	カリウム mg	カルシウム mg	マグネシウム mg	リン mg	鉄 mg
68	野菜ロール豚カツ	1人分	247	123.5	16.0	15.1	10.8	486	366	117	34	226	0.8
69	鶏もも肉のスパイシーグリル	1人分	188	82.4	14.0	11.3	6.4	738	327	14	27	152	0.7
69	麻婆豆腐	1人分	240	274	16.1	14.0	11.1	670	430	80	83	214	2.0
	●ワンクッション副菜												
70	なめこおろし	1人分	20	73.8	0.8	0.1	5.2	215	175	14	9	28	0.3
70	やわらかきんぴらごぼう	1人分	27	61.8	0.8	0.8	4.7	155	112	19	17	26	0.2
71	もやしとにら、卵の豆板醤いため	1人分	75	85.9	4.8	5.0	2.8	433	168	28	13	74	0.9
71	肉じゃが	1人分	115	156.5	4.2	4.0	15.9	288	381	27	23	72	0.6
	●ワンクッション汁物												
72	もずくと梅干しのすまし汁	1人分	6	171.2	0.7	0	1.3	541	116	12	12	23	0.1
72	豚汁	1人分	123	236.8	7.9	5.0	11.5	491	459	29	34	114	0.8
73	チリコンカン風スープ	1人分	158	239.4	6.0	8.2	15.7	459	458	31	30	109	1.2
73	サンラータン	1人分	72	227.0	7.1	2.2	4.2	403	173	15	14	86	0.5
	●ワンクッション主食												
74	卵チャーハンのカニ白雪あんかけ	1人分	402	263.2	14.0	10.3	59.4	986	173	50	28	195	1.4
75	ウナ玉丼	1人分	442	271.2	18.3	12.5	61.4	602	340	93	32	269	1.6
75	チキンスープカレー	1人分	497	404.9	17.9	12.3	76.0	612	689	57	52	255	1.5
76	そうめんのラーメン仕立て	1人分	254	393.4	10.6	5.3	39.1	1753	268	27	38	123	1.1
77	冷やしおろしそばの温泉卵添え	1人分	289	260.6	15.8	6.9	40.3	633	268	69	71	239	2.7
77	ツナのトマトスープパスタ	1人分	366	351.4	15.0	14.0	44.1	822	595	33	52	163	1.6
	●ワンクッション間食												
78	簡単ティラミス	1個分	220	60.3	2.8	15.0	19.6	52	110	109	12	42	0.3
79	れんこんもち	1人分	73	47.8	2.0	2.1	11.8	220	251	43	14	59	0.3
79	白玉団子のごま汁粉	1人分	207	97.9	4.0	3.0	40.7	102	40	40	24	62	1.8
	●ライフスタイル別　食事アドバイス&おすすめメニュー												
	高齢のかた												
80	サバ缶のトマトソース焼き	1人分	203	82.9	16.7	12.2	4.6	436	338	69	31	221	1.2
81	卯の花とチーズのおやき	1個分	92	33.8	5.8	6.5	3.7	89	111	105	13	123	0.6
81	焼きとりレバーとカット野菜のレンジいため	1人分	81	135.2	7.0	3.1	6.9	301	327	51	20	123	3.2
82	大根とツナのレンジ煮	1人分	47	111.0	7.0	0.4	4.4	270	296	33	21	84	0.6
82	ホタテ缶と白菜のレンジ煮	1人分	30	104.9	3.4	0.1	4.7	254	239	46	17	67	0.4
83	カジキのポテトサラダ焼き	1人分	110	53.9	8.8	5.9	5.0	196	160	10	14	98	0.4
83	シンガポール風チキンライス	1人分	383	117.3	21.8	16.5	32.6	773	436	18	40	240	1.1
	一人暮らしのかた												
86	サンマ缶ときゅうりのあえ物	1人分	141	70.1	9.9	9.5	4.3	423	171	153	26	191	1.1
86	サケ缶とクリームチーズのリエット	1人分	154	33.4	7.8	10.3	6.6	276	97	63	13	99	0.3
87	冷ややっこのカリカリじゃこ添え	1人分	111	93.5	7.9	7.6	2.2	284	192	89	56	145	0.9
87	レバーペーストのオムレツ	1人分	197	71.2	8.9	15.8	4.0	437	123	40	11	146	2.2

亜鉛 mg	銅 mg	ビタミンA（レチノール当量） µg	ビタミンD µg	ビタミンE（α-トコフェロール） mg	ビタミンK µg	ビタミンB_1 mg	ビタミンB_2 mg	ナイアシン mg	ビタミンB_6 mg	ビタミンB_{12} µg	葉酸 µg	ビタミンC mg	n-3系多価不飽和脂肪酸 g	n-6系多価不飽和脂肪酸 g	コレステロール mg	食物繊維 g	食塩相当量 g
2.6	0.30	120	0	0.9	53	0.32	0.68	19.9	2.10	0.6	52	0	0.62	4.87	225	2.3	6.1
1.1	0.18	36	0	0.2	25	0.06	0.09	1.9	0.21	0	12	1	0.05	0.54	18	0.9	0.5
0.3	0.04	19	0	0.2	18	0.05	0.09	2.3	0.22	0.1	38	14	0.06	1.21	18	1.2	0.5
1.3	0.07	70	0.2	0.4	77	0.16	0.20	23.3	1.00	0.4	18	5	0.18	3.21	174	0.1	1.0
0.6	0.08	31	0.1	1.0	31	0.08	0.08	4.3	0.21	0.1	31	4	0.36	1.94	38	1.2	1.5
0.6	0.06	28	0.1	0.3	33	0.08	0.11	8.2	0.37	0.1	28	5	0.06	1.07	59	1.8	0.8
1.9	0.24	10	8.0	0.6	0	0.28	0.39	38.4	1.58	16.8	22	0	0.24	0.04	120	0.2	4.1
0.9	0.17	14	0.9	0.3	14	0.11	0.10	3.9	0.22	1.9	19	0	0.31	2.71	30	0.4	0.9
1.6	0.28	25	1.6	0.2	22	0.12	0.12	8.3	0.39	3.4	22	3	0.06	0.86	24	1.4	1.5
1.4	0.12	196	0.1	0.4	38	0.12	0.15	4.2	0.35	0.3	36	26	0.11	1.40	66	2.4	1.1
1.1	0.18	98	0.1	0.4	21	0.10	0.12	2.7	0.21	0.2	32	14	0.18	1.50	33	3.3	3.5
1.5	0.19	126	0.1	1.0	23	0.11	0.12	2.7	0.25	0.3	33	21	0.10	1.15	35	2.1	1.4
1.4	0.15	89	1.0	1.4	35	0.11	0.28	1.1	0.11	0.5	70	13	0.28	2.15	231	2.3	2.3
0.7	0.06	51	0.1	2.1	82	0.13	0.15	1.4	0.23	0.2	119	96	0.04	0.68	11	2.5	0.8
0.6	0.02	60	0.5	0.2	3	0.09	0.31	0.8	0.05	0.5	8	2	0.03	0.15	19	0	1.5
2.7	**0.23**	**200**	**1.6**	**3.7**	**120**	**0.33**	**0.74**	**3.3**	**0.39**	**1.2**	**197**	**111**	**0.35**	**2.98**	**261**	**4.8**	**4.6**
3.3	0.34	115	0.6	1.7	10	0.39	0.24	5.4	0.41	0.5	43	12	0.11	1.60	31	4.2	1.2
0.1	0.03	6	0	0.2	27	0.02	0.02	0.2	0.05	0	31	16	0.06	0.28	0	0.8	0.6
0.1	0.06	5	0	0.6	0	0.03	0.02	0.2	0.07	0	24	40	0.02	0	0	1.2	0
3.5	**0.43**	**126**	**0.6**	**2.5**	**37**	**0.44**	**0.28**	**5.8**	**0.53**	**0.5**	**98**	**68**	**0.19**	**1.88**	**31**	**6.2**	**1.8**
0.6	0.06	25	1.4	0.4	15	0.08	0.16	3.9	0.30	0.5	14	1	0.57	0.07	54	0.2	1.1
0.9	0.17	6	0	0.3	33	0.08	0.07	0.5	0.07	9.4	18	0	0.31	3.49	7	1.0	1.6
0.4	0.03	72	0	0.2	4	0.17	0.06	3.0	0.11	0.5	17	6	0.02	0.42	12	0.9	1.1
0.9	0.15	0	0	0	0	0.03	0.02	0.3	0.03	0	5	0	0	0.15	0	0.5	0
2.8	**0.41**	**103**	**1.4**	**0.9**	**52**	**0.36**	**0.31**	**7.7**	**0.51**	**10.4**	**54**	**7**	**0.90**	**4.13**	**73**	**2.6**	**3.8**
9.0	**1.07**	**429**	**3.6**	**7.1**	**209**	**1.13**	**1.33**	**16.8**	**1.43**	**12.1**	**349**	**186**	**1.44**	**8.99**	**365**	**13.6**	**10.2**
1.5	0.29	82	3.5	1.5	4	0.11	0.14	3.2	0.19	3.5	31	4	0.39	0.74	112	1.2	1.2
0.8	0.18	142	0	0.7	13	0.08	0.05	2.2	0.16	0.4	36	6	0.19	1.33	0	2.6	1.3
1.9	0.09	94	0	0.4	22	0.06	0.10	1.7	0.15	0.6	43	9	0.03	1.01	24	1.5	0.9
0	0	3	0	0	2	0.02	0.02	1.4	0.02	0.5	3	0	0.01	0.04	2	0	0.7
4.2	**0.56**	**321**	**3.5**	**2.6**	**41**	**0.27**	**0.31**	**8.5**	**0.52**	**5.0**	**113**	**19**	**0.62**	**3.12**	**138**	**5.3**	**4.1**

ページ	料理名	栄養価の単位	エネルギー kcal	水分 g	たんぱく質 g	脂質 g	炭水化物 g	ナトリウム mg	カリウム mg	カルシウム mg	マグネシウム mg	リン mg	鉄 mg
	家族の世話で忙しいかた												
88	鶏そぼろ	全量	641	260.1	68.4	27.6	25.2	2389	998	79	113	350	5.4
88	鶏そぼろおにぎり	1人分	305	113.7	9.4	2.7	57.9	196	140	17	22	81	0.6
88	かぶと鶏そぼろのレンジ蒸し	1人分	89	111.2	6.0	4.3	6.4	208	264	31	16	49	0.6
89	蒸し鶏	1枚分	423	162.3	43.0	25.5	1.0	401	672	11	52	376	0.7
89	蒸し鶏のアジア風ドッグ	1人分	231	71.5	11.4	10.2	23.1	600	212	26	23	106	0.8
89	蒸し鶏となすのごまだれかけ	1人分	200	119.6	16.3	11.7	6.0	307	380	25	30	150	0.7
90	カツオのしぐれ煮	全量	309	233.0	53.8	1.0	21.7	1629	989	32	104	608	4.3
90	豆腐のカツオしぐれ蒸し	1人分	130	115.0	12.7	6.8	4.1	352	257	126	43	184	1.5
90	カツオの簡単ちらしずし	1人分	346	171.7	15.5	2.3	63.6	576	321	59	50	199	1.5
91	ポトフ	1人分	213	373.1	12.5	10.2	17.1	438	589	29	32	157	0.7
91	みそ煮込みうどん	1人分	299	512.1	12.5	6.8	45.1	1360	397	48	39	142	1.4
91	トマトリゾット	1人分	335	343.0	10.1	10.3	48.7	536	441	50	30	145	0.7
	退院後３か月からの食事												
	●退院後３か月の１日３食の献立												
95	朝食 Breakfast menu												
	目玉焼きとキャベツのトーストサンド	1人分	311	104.9	14.0	11.1	37.7	899	254	66	29	173	1.7
	野菜とウインナのホットサラダ	1人分	102	73.3	5.0	7.2	5.5	298	258	22	18	87	0.7
	即席コーンスープ	1人分	184	135.7	6.6	8.5	20.2	595	322	193	15	180	0.2
	朝食合計	1人分	**597**	**313.9**	**25.6**	**26.8**	**63.4**	**1792**	**834**	**281**	**62**	**440**	**2.6**
96	昼食 Lunch menu												
	ミートソースとしいたけのペンネ	1人分	493	133.3	20.7	13.8	68.0	486	541	55	68	227	2.4
	キャベツとかぶのマリネサラダ	1人分	20	52.5	0.6	0.9	2.9	230	118	19	8	16	0.2
	果物盛り合わせ	1人分	33	60.5	0.7	0.1	8.3	1	158	20	9	20	0.2
	昼食合計	1人分	**546**	**246.3**	**22.0**	**14.8**	**79.2**	**717**	**817**	**94**	**85**	**263**	**2.8**
98	夕食 Dinner menu												
	アジのたたき	1人分	90	61.9	15.1	2.5	1.0	426	302	26	30	173	0.6
	豆腐とアサリのレンジ蒸し	1人分	126	155.1	8.5	8.3	4.7	623	195	143	57	143	1.8
	沢煮わん	1人分	68	194.3	4.8	3.9	3.3	438	252	17	18	69	0.2
	ごはん	1人分	252	90.0	3.8	0.5	55.7	2	44	5	11	51	0.2
	夕食合計	1人分	**536**	**501.3**	**32.2**	**15.2**	**64.7**	**1489**	**793**	**191**	**116**	**436**	**2.8**
	一日合計	1人分	**1679**	**1061.5**	**79.8**	**56.8**	**207.3**	**3998**	**2444**	**566**	**263**	**1139**	**8.2**
100	●お祝い膳												
	海鮮ちらしずし	1人分	271	86.6	14.4	3.6	43.7	483	297	37	41	207	1.2
	高野豆腐と里芋の煮物	1人分	124	234.7	6.5	3.1	18.2	496	655	83	37	152	1.1
	牛しゃぶと大根のごま酢あえ	1人分	147	91.1	7.0	10.5	5.4	372	299	64	27	90	0.9
	はんぺんと三つ葉のすまし汁	1人分	13	157.7	1.5	0.1	1.7	270	118	7	8	32	0.1
	合計	1人分	**555**	**570.1**	**29.4**	**17.3**	**69.0**	**1621**	**1369**	**191**	**113**	**481**	**3.3**

おいしく食べて、体重減少を防ぐことがたいせつです

「胃を手術したら全然食べられなくなるんでしょ？　食べることが大好きだったのに、残念！」

手術前の患者さんから、そんな声をよく聞きます。

以前は確かにそうでしたが、最近は手術の進歩により、胃の機能をできる限り温存する手技が普及しています。そのため、食事も、あれはだめこれもだめと、食品や調理法を厳しく制限しなくても、食べ方をくふうすることで食べられる範囲が広がっています。

たいせつなことはおいしく食べて栄養をとり、体重減少を防ぐことです。

術後の回復には個人差があります

そうはいっても、術後の食欲や後遺症は個人差が大きく、食べられないと悩むかたも少なくありません。でも、そんなかたでも時間とともに、少しずつ術後の新しい体の状態に慣れていき、食べられるようになります。

ほかの人と比べずに、焦らずに、ご自身の体と相談しながら食事の練習を続けましょう。退院直後は食事が進まなかった患者さんが、しばらくして外来でお会いすると、「友達と旅行に行って、楽しく食事ができました」

がん研有明病院の「栄養コンシェルジュ」

当院では、管理栄養士を「栄養コンシェルジュ」と命名し、患者さんの栄養管理、栄養相談を行なっています。胃がん担当の上部消化器外科病棟では、術前から入院中、退院後の外来まで、希望があればすぐに駆けつけ栄養相談を行なっています。

と笑って話してくださる……。そんな例をたくさん見てきました。

患者さんもご家族も がんばりすぎないように

「せっかくくふうをして作っても、全然食べてくれない。体重が減ってどんどん元気がなくなった気がする。私の料理が下手だからかしら……」

そんな風に悩むご家族が少なくありません。胃がんの術後は食欲がないのがあたりまえなのです。まず、ご本人が食べたいものを食卓にのせましょう。たいせつなことは、いっしょに食卓について、会話をしながら食べることです。それが食欲不振のいちばんの解消法です。

仕事や家事を再開すると、食事療法との両立がむずかしいと感じるかもしれません。手作りにこだわる必要はありません。疲れたら無理せず、外食やスーパーのお総菜を利用しましょう。調理は楽をして、ゆっくり食べることに時間を使いましょう。

胃を手術しても、食事が楽しいものでありますように……。それが、われわれ医療従事者の願いです。その願いを本書にこめました。本書は、いままでお会いした、多くの患者さんに教えていただいた知恵やくふうを盛り込んでいます。皆さまに感謝申し上げるとともに、本書がこれから胃を手術するかたの参考になることを願っております。

公益財団法人がん研究会　有明病院
栄養管理部栄養主任　NST専門療法士
がん病態栄養専門管理栄養士
望月宏美

料理／金原桜子
撮影／菅原史子
ブックデザイン／原　玲子
イラスト／絵仕事　界屋（中山　昭）
スタイリング／渡辺孝子
校正／くすのき舎
編集協力／中島さなえ
栄養価計算／女子栄養大学出版部

公益財団法人がん研究会 有明病院

監　　修● **比企直樹**
（消化器外科胃外科部長　栄養管理部部長）

食事指導● **中濱孝志**（栄養管理部副部長　NST専門療法士
がん病態栄養専門管理栄養士）
● **望月宏美**（栄養管理部栄養主任　NST専門療法士
がん病態栄養専門管理栄養士）

医療解説● **熊谷厚志**（消化器外科胃外科副医長）

協　　力● **古川陽菜**（大阪大学大学院医学系研究科
外科学講座消化器外科学）

●がん研有明病院とは

1934年、日本で最初にできたがん専門病院です。当初29床で発足し、現在は700床と規模を広げ、患者さん1人1人のために最高の診療を行なっています。

診療部門の一つ、栄養管理部は病棟に相談できる管理栄養士を配置し、入院患者さんの食や栄養のサポートを行なっています。

公益財団法人がん研究会　有明病院
ホームページ　http://www.jfcr.or.jp/hospital/

がん研有明病院の

胃がん治療
に向きあう食事

2015年7月10日 初版第1刷発行

著　者●比企直樹　中濱孝志　望月宏美　熊谷厚志
発行者●香川明夫
発行所●女子栄養大学出版部
〒170-8481　東京都豊島区駒込3-24-3
電　話●03-3918-5411（営業）
03-3918-5301（編集）
ホームページ●http://www.eiyo21.com
振　替●00160-3-84647
印刷・製本所●大日本印刷株式会社
乱丁本・落丁本はお取り替えいたします。

ISBN978-4-7895-1833-8